口腔習癖
見逃してはいけない小児期のサイン

河井 聡

This book is originally published in Japanese
under the title of :

KOUKUSYUHEKI —— MINOGASHITE-WA IKENAI SHONIKI-NO SAIN
(Oral Habits -Don't miss the signs in childhood)

KAWAI, Satoshi
   Yamaguchi Dental Clinic, Kawai Dental Clinic

© 2019 1st ed.

ISHIYAKU PUBLISHERS, INC.
   7-10, Honkomagome 1 chome, Bunkyo-ku,
   Tokyo 113-8612, Japan

はじめに

　歯は口唇や頬，舌などからの圧力のつり合いのとれたところに並ぶといわれています．そのため歯のスペースの問題がなく，口唇や頬，舌などの圧力のバランスに問題がなければ，本来歯は理想的に並ぶはずです．理想的な乳歯列である「空隙歯列」の状態から一歯ずつ生え変わりが進んでいく過程で，歯の萌出位置が多少ずれていても，理想的な口腔機能により歯に適切な力が加わりつづければ，永久歯は自然と理想的な位置に移動し，理想的な永久歯列をつくりあげていきます．

　ところが，臨床のなかで特に何もせずに理想的な歯列の発育がみられるケースは非常に稀です．筆者は数多くの小児をみていますが，右の写真のような理想的な症例はいままでに数例しかみたことがありません．

　歯列不正の原因は大きく分けて2つあると考えています．1つは，歯の萌出位置や大きさ，欠損，顎骨とのバランスなどの「解剖学的な問題」です．この場合，おもに歯のスペースをどのように確保するかが問題となる症例が多いですが，ほとんどは従来の矯正装置を駆使することで比較的問題なく解決できます．もう1つは，バランスよく口腔周囲を機能させられているかという「口腔機能の問題」です．機能を乱す口腔習癖があると，習癖によって歯列も乱れていきます．矯正装置などを使用して乱れた歯列を改善できたとしても，口腔習癖が改善しなければ，その習癖で歯列はまた乱れてしまいます．つまり口腔習癖が治らないと歯列も「治らない」，無理やり治しても「後戻りする」ということになり，口腔習癖への対応ができていないと，「治せない」恐怖に陥ります．筆者が若かりしころに味わったこの恐怖が，口腔習癖に興味をもつきっかけとなりました．

理想的な歯列の発育

5歳3カ月（女児）

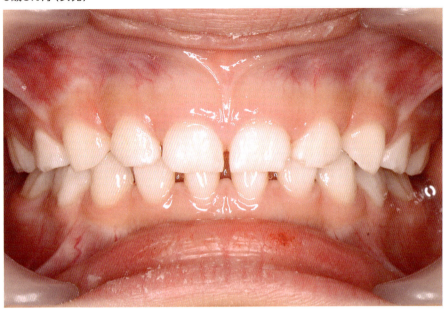

12歳6カ月

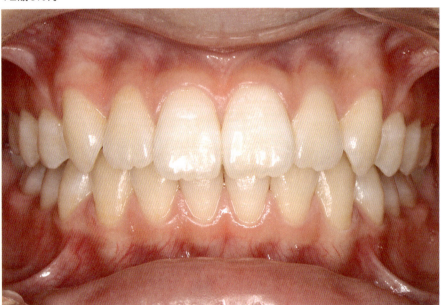

乳歯列は，「永久歯」との交換によるスペースを補えるような生理的空隙をもつ「空隙歯列」が理想である．空隙歯列に対し適切な口腔機能による圧力が加わりつづければ，一歯ずつ萌出してくる永久歯は自然に移動し，理想的な永久歯列をつくりあげる．この症例では適切な咬合接触，適切な咬合高径と被蓋関係，そして偏りのない正中を獲得した理想的な永久歯列に交換した

恐怖の口腔習癖～筆者が口腔習癖に取り組むようになったきっかけ

患者：12歳／術者：卒後3年目（2000年1月）

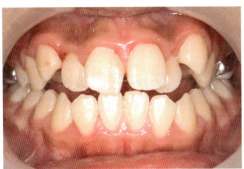 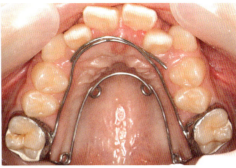 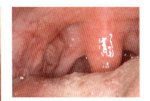

腫脹した口蓋扁桃の写真が奇跡的に残っていたが，当初はあまり注目していなかった

「前歯（2|2）の重なりを治したい」という主訴で来院．安易にQuad Helixによる矯正治療を始めてしまった

▼

患者：13歳／術者：卒後5年目（2001年11月）

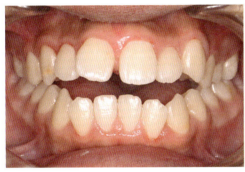 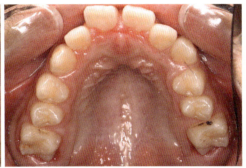

2|2の重なりは解消されてきたものの，開咬が急激に進んでいる．このままさらに開咬が進んでしまうのではないかと怖くなり，矯正装置を急いで外した．患者さんはその後叢生改善に満足して来院しなくなってしまったが，筆者はこの教訓から，翌年MFTに取り組みはじめ，口腔習癖に興味をもつきっかけとなった

▼

患者：17歳／術者：卒後8年目（2005年1月）

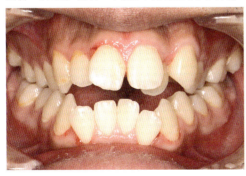 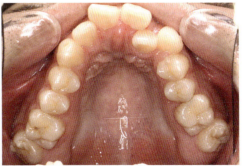

来院中断から3年後に再来院．著しい開咬，上顎は狭窄しV字型歯列になっており，矯正前よりも悪化している．後から考えると完全に鼻閉で口呼吸の状態であり，きわめてリスクの高い症例であった．謝罪のうえ再度無償で矯正治療の提案をしたが，忙しいとのことで患者さんは希望されなかった．反省しきれない戒めとなっている

一般歯科である当院では，口腔習癖を主訴に来院する患者さんはほとんどいません．口腔習癖に対応するには，健診などの直接的な訴えのない状態でも，まずは術者側がその兆候に気づくことが重要です．定期健診で来院する子どもたちを観察し，異常の兆候を見逃さない眼を養う必要があります．小児の成長を見守るうえで目指す目標は，タイミングよく適切に，最小限に発育の手助けをしてあげることにより，健全な歯列を育成していくことです．

　本書籍でみていただきたいのは，子どもたちとの長い経過のなかで口腔習癖とどのように向き合うかです．そのために歯列を乱すさまざまな「口腔習癖」を一時的に，断片的にみるのではなく，口腔習癖による歯列の変化や機能訓練による改善の過程などの経過の流れを観察した長期の記録を提示したいと思います．

　2018年4月の診療報酬改定において「小児への口腔機能管理加算（口腔機能発達不全症）」が保険収載されました．注目も高まってきているなか，皆さんにもぜひ口腔習癖に興味をもってもらいたいと思います．

令和元年6月　　河井　聡

口腔機能発達不全症の評価項目

15歳未満で口腔機能の発達不全を認める患者で，表のC項目のうち3項目以上に該当する（うち1つはB分類の「咀嚼機能」に当てはまる）場合に口腔機能管理加算が算定できる．適切な口腔機能を小児期に獲得することの重要性が評価されている．　　　の項目に関して本書の内容と関連が深い

A機能	B分類	C項目
食べる	咀嚼機能	歯の萌出に遅れがある
		機能的因子による歯列・咬合の異常がある：乳歯列完成後（3歳以降）に評価
		咀嚼に影響する齲蝕がある
		強く咬みしめられない：乳歯列完成後（3歳以降）に評価
		咀嚼時間が長すぎる，短すぎる：乳歯列完成後（3歳以降）に評価
		偏咀嚼がある
	嚥下機能	舌の突出（乳児嚥下の残存）がみられる（離乳完了後）
	食行動	哺乳量・食べる量，回数が多すぎたり少なすぎたりムラがあるなど
話す	構音機能	構音に障害がある
		口唇の閉鎖不全がある
		口腔習癖がある
		舌小帯に異常がある
その他	栄養（体格）	やせ，または肥満である
	その他	口呼吸がある
		口蓋扁桃等に肥大がある
		睡眠時のいびきがある
		上記以外の問題点

「口腔機能発達不全症」に関する基本的な考え方（日本歯科医学会）

CONTENTS

003 　はじめに

第1章
口腔習癖とは何か？

011

012 　「口腔習癖」とは何か？

012 　口腔習癖はなぜ問題か？〜成人の難症例との遭遇

015 　口腔習癖はいつから始まる？

015 　できるだけ小児のうちに口腔習癖を改善したい！

016 　口腔習癖の種類はさまざま！

016 　将来の難症例につながる，3つの不正咬合を引き起こす口腔習癖とは？

第2章
開咬を引き起こす口腔習癖

019

021 　開咬と指しゃぶり

024 　おしゃぶり，物しゃぶり，咬爪癖

024 　開咬と舌癖

027 　舌癖改善のためにみるべきポイント

036 　舌癖改善のための機能訓練

040 　機能訓練と処置の併用

043 　実際の症例の見方〜形態の問題と機能の問題をアイコン化して考える

第3章
過蓋咬合を引き起こす口腔習癖

047

049 　過蓋咬合を引き起こす口腔習癖

051 　過蓋咬合患者の特徴

058 　過蓋咬合改善のための機能訓練

062 　臼歯挺出処置〜乳歯バイトアップ法とバイオネーター

067 　実際の症例の見方〜形態の問題と機能の問題をアイコン化して考える

第4章
正中のずれを引き起こす口腔習癖

073 正中のずれの2つのパターン

076 顎骨のずれの原因〜偏咀嚼

080 偏咀嚼患者の特徴

085 偏咀嚼改善のための機能訓練

087 早期接触の解消

088 片側乳歯バイトアップ法の併用

090 矯正治療を併用した改善法

092 実際の症例の見方〜形態の問題と機能の問題をアイコン化して考える

第5章
複合症例の診断
複雑な「口腔習癖」をアイコン化して切り分けて考える

096 複合症例〜アイコンを使って問題点を列記する

098 「形態」「機能」「その他」の問題への対応

101 複合症例に対する実際の対応

102 症例❶口腔習癖の経過を観察し，機能訓練の項目を変更しながら対応した症例

104 症例❷機能訓練のみで対応するも，正中のずれがやや残ってしまった症例

107 症例❸開咬と正中のずれに対して拡大床を併用した症例

109 症例❹多くの形態の問題，機能の問題を抽出し，一つひとつ解決していった症例

第6章
機能訓練の実際

114 機能訓練の役割

114 さまざまな口腔習癖のメカニズムを理解する

114 重要なのは機能訓練，矯正装置はあくまで併用

114 モチベーションの重要性

116 機能訓練は"続ける"ことが大切〜歯科衛生士の腕のみせどころ

117 改善してもトレーニングの継続は必要

CONTENTS

118 記録を正確に残す

118 機能訓練にはじめて取り組む方へ

119 子どもの年齢，季節感

120 機能訓練に取り組むべきか？

第7章
121 正常な口腔機能獲得のために
まとめにかえて

122 「異常の兆候」を見逃さない！！

122 スポットポジションは姿勢の良い舌位

122 姿勢の良い舌位（＝スポットポジション）維持のために

123 鼻の機能から考える口呼吸のデメリット

123 口呼吸の診査

124 口呼吸，歯列への影響と口蓋の深さ

124 Hyrax（急速拡大装置）の可能性

127 身体の姿勢

127 歯科の範囲

128 まとめ

129 附章

131 開咬に対するアンケート

132 過蓋咬合に対するアンケート

133 正中のずれに対するアンケート

134 機能訓練記録（初回記録用）

135 機能訓練記録（経過記録用）

136 索引

第1章

口腔習癖
とは何か？

「口腔習癖」とは何か？

　口腔および周囲の骨，筋などの正常な機能は，呼吸，嚥下，咀嚼，発音など人間が生きていくために必須のものであり，これらの機能のための動作が口腔環境や形態を形づくっています．口腔周囲の動作（口腔機能）と形態の間には密接な相関関係があり，正常な機能は正常な形態をつくっていきます．しかし，機能に問題があると形態に悪影響を及ぼし，逆に形態が悪いと機能も正常に保つことが難しくなることがあります（図1-1）．

　そのうえで口腔習癖とは「歯列などの形態に悪影響を及ぼしうる口腔周囲の無意識の動作・口腔機能の異常・習癖」のことをいいます．「癖」と名前がついていますが，「問題のある異常機能」であり，単純な「癖」とは分けて考えたほうがよいかもしれません．

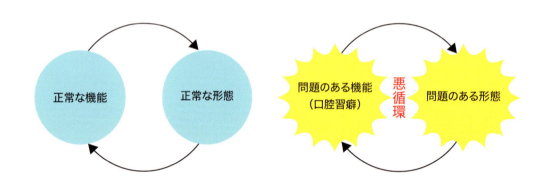

図1-1　口腔周囲の動作（口腔機能）と口腔の形態には密接な相関関係がある

口腔習癖はなぜ問題か？〜成人の難症例との遭遇

　口腔習癖（問題のある悪い機能）は歯列（形態）に影響を与え，不正咬合を招くこと自体にももちろん問題がありますが，成人の欠損症例の経過をみていくと，経過が悪い難症例のほとんどになんらかの口腔習癖が関与しているのではないかと考えています（図1-2，3）．

　成人症例では補綴処置後，予想よりも経過が悪い難症例に遭遇することが多くあります．それらの予後を難しくしている原因を考えてみると，ほとんどの症例で口腔習癖に行き着きます．しかし，成人（特に高齢者）に対する口腔習癖のコントロールは，習癖の期間が長いことや，年齢的に生体の適応能力が低いことなどからなかなか難しいです．そこで，「難症例になる前のもっと早い段階，習癖の初期の年代に改善に取り組み，治せないだろうか？」と考えるようになりました．

補綴処置後10年間に3本以上の歯を喪失した割合

処置後10年で，90％以上の症例は喪失した歯が2本以下（平均本数は0.91本（約1本））であり，「ほとんどの人はあまり歯を失わない」といえる

処置後10年間の喪失歯数	人数（人）
0本	549
1本	253
2本	122
3本	33
4本	21
5本	12
6本	8
7本	5
8本以上	9
計	1012

補綴処置後10年間に8本以上の歯を喪失した割合

処置後10年で8本以上の歯を喪失したのは約1％で，「大量に歯を失う人はきわめて特殊」といえる（100人に1人）．そして大量に歯を失う原因には，なんらかの口腔習癖が大きくかかわっていると考えている

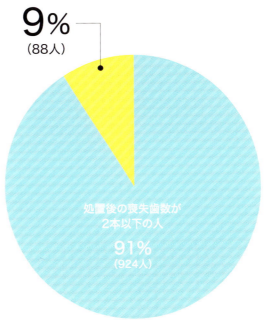
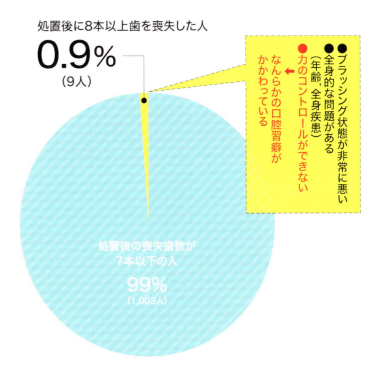

図1-2　成人症例における補綴処置後10年の経過（当院のデータより）
当院で補綴処置を行い10年以上経過した1,012症例の歯の喪失歯数を調べてみたところ，上のグラフのようになった

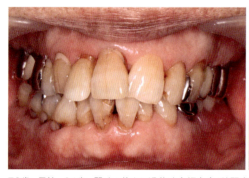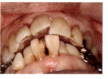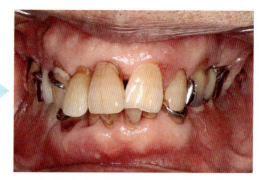

78歳，男性，24歯．開咬＋徐々に過蓋咬合傾向（口腔習癖：舌癖＋クレンチング）

88歳時，14歯．10年で10歯欠損してしまった．開咬による過負担で臼歯部欠損が進み，さらに欠損が進むことでクレンチングによりオーバーバイトも大きくなってきている

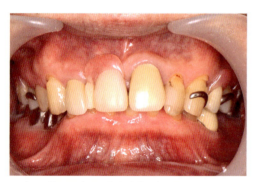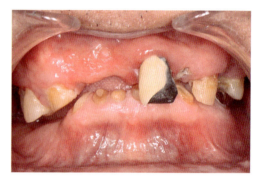

67歳，男性，23歯．過蓋咬合（口腔習癖：クレンチング，グラインディング）

78歳時，14歯．11年で9歯欠損してしまった．グラインディングによる激しい咬耗がみられ，欠損が進行している

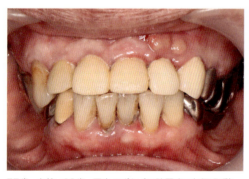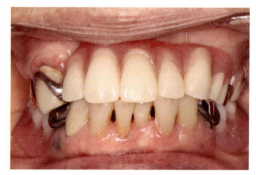

77歳，女性，23歯．正中のずれ（口腔習癖：左偏咀嚼）

87歳時，14歯．10年で9歯欠損してしまった．左偏咀嚼により左上中心に欠損が進んでいる

図1-3　歯の喪失を止められない1％の症例
当院で8歯以上の歯を失った症例をみると，経過の悪い症例にはなんらかの口腔習癖が悪影響を及ぼしていることがわかる

口腔習癖はいつから始まる？

それでは口腔習癖はいつから始まるのでしょうか？　以前は漠然と「乳児期には問題はなく，成長過程で生活環境などから徐々に習癖が形成されていく」と考えていました．しかし，1歳6か月児健診などで多くの乳幼児を診ていると，すでに不正咬合の子どもが多数おり，そのなかには口腔習癖が原因と考えられる症例も少なくありません．1歳の段階でも咬合力が明らかに強い症例や，乳児のころの寝方の向き癖により偏咀嚼が促された症例，乳中切歯のみの萌出期に片側の早期接触により顎位が偏位した症例など，乳児期でもすでにさまざまな口腔習癖が始まっている症例があることがわかりました（図1-4）．

このことからも，将来難症例になる可能性がある口腔習癖には，発見次第できるだけ早期から対応すべきと考えています．

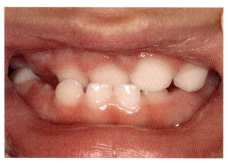

図1-4　乳前歯の萌出期に，片側の早期接触によりすでに顎位が偏位している症例
1歳2カ月，男児．乳前歯の萌出時の早期接触により，反対咬合とともに正中にずれが生じ，下顎が右前方に誘導されている．この状態が萌出時から続いていることで右偏咀嚼の口腔習癖にもつながっていると考えられる

できるだけ小児のうちに口腔習癖を改善したい！

以上のことから，当院ではできるだけ早期に口腔習癖の兆候を把握し，まずは親への生活習慣の指導から始めています．本人に対する指導を始めるためには，まずは子ども自身が指導した話を理解し，機能訓練で"自分を変えよう"と意識できる必要があります．年齢によっては本人の意志で習癖を変えられるように機能訓練していくのは難しく，意識できるようになるのは個々の性格にもよりますが，多くの場合は小学校低学年でようやく取り組む糸口がみえてきます．

口腔習癖は成人と比べて小児のほうが改善しやすく，特に原因がはっきりしているケースや，後天的な要素が強く習癖の期間が短いケースほど治しやすいです．そのため習癖の原因や状態をきちんと把握することが重要であり，おもに齲蝕予防が目的で健診に来院した場合でも，口腔衛生状態と同等の位置づけで口腔習癖もチェックする必要があると考えています．小児期のうちに，ブラッシングレベルを向上させるとともに口腔習癖を取り除いておくことができれば，生涯にわたってその子どもの口腔内を効果的に守れる「最高の予防処置」になるのではないでしょうか．

口腔習癖の種類はさまざま!

口腔習癖にはいろいろな種類がありますが,大きく分けて①生活習慣に起因する習癖,②他疾患や解剖学的条件が原因の習癖,③情緒に関係する神経性習癖があげられます.以下にそれぞれ代表的なものを列記してみます.

①生活習慣に起因する習癖……偏咀嚼,態癖(頬杖,うつぶせ寝,姿勢)など
②他疾患や解剖学的条件が原因の習癖……舌癖(異常嚥下癖,舌突出癖,弄舌癖,構音障害),口呼吸,口唇閉鎖不全,低位舌など
③情緒に関係する神経性習癖……指しゃぶり,物しゃぶり,咬爪癖,吸唇癖,咬唇癖,ブラキシズムなど
※それぞれの習癖が完全にこの3つに分類されるわけではない

口腔習癖による歯列への影響は,おもに歯列不正・不正咬合として現れます.そのため歯列不正・不正咬合をみたときには,「その歯列はなぜそのように乱れているのか?」「どんな口腔習癖が影響しているのか?」,複数の口腔習癖が併発している場合も考えて,原因をそれぞれ特定することが重要です.

将来の難症例につながる,
3つの不正咬合を引き起こす口腔習癖とは?

将来的に難症例となる可能性がある口腔習癖のかかわりが強く考えられる不正咬合のうち,現在は「開咬」「過蓋咬合」「正中のずれ」の3つの不正咬合に注目しています.そこで当院では,それぞれを引き起こす可能性がある口腔習癖に小児の段階で対応し,将来難症例にならぬようにさまざまな取り組みをしています.

開咬を引き起こす可能性のある口腔習癖

指しゃぶりや舌癖(異常嚥下癖,舌突出癖,弄舌癖,構音障害),およびそれに付随する口腔習癖(口呼吸,口唇閉鎖不全,咬唇癖など)があげられます.舌癖で開咬になると,前歯部が離開するため臼歯部に過負担がかかり,さらにブラキシズムなどを併発すると将来的に悪化を招く可能性があります(図1-5).

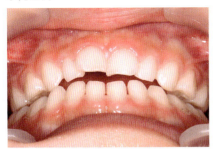
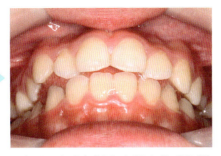
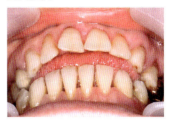

5歳1カ月，男児．乳歯列期にすでに舌癖があり開咬になっている．また口呼吸，口唇閉鎖不全もあった

11歳0カ月時．永久歯列に交換したが，舌癖が改善していないため開咬のままの状態である．小児期に改善できなければこのまま成人になっても舌癖が続く可能性が高く，開咬は治らないと考えられる

57歳，女性．前歯部が大きく開咬しているため，臼歯部に負担が集中している．開咬症例は，前歯部接触を探すようなグラインディングが併発することも多く，大臼歯部は生活歯にもかかわらず歯根破折が起こり，上顎から欠損が進行しつつある

図1-5　開咬症例；小児期に対応しないと難症例になるかも？

過蓋咬合を引き起こす可能性のある口腔習癖

クレンチング，頬杖，咬唇癖，口呼吸などがあげられます．クレンチングなどで過蓋咬合になると，強い咬合力で臼歯部に過負担がかかります．さらにオーバージェットが大きいと，前歯部から小臼歯部にかけてすれ違って咬合接触しないような症例もあり，臼歯部は過負担からさらに悪化する可能性があります（図1-6）．

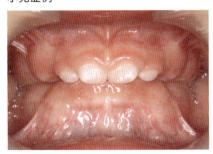
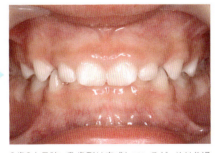
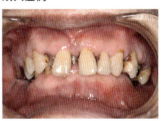

0歳10カ月，女児．乳前歯しか萌出していないこの時期にすでに過蓋咬合の傾向がある．臼歯がない状態でも咬合力が非常に強く，顎堤同士で音がするほど激しく咬んでいた．生後間もない段階から不正咬合は始まっており，もともとの咬合力の強さといった避けられない要因もある

2歳8カ月時．乳歯列は完成しているが，やはり過蓋咬合の状態を呈している．小児の段階からの介入を考えるべき症例であり，このまま対応しなければオーバーバイトがさらに大きくなっていく可能性がある

63歳，男性．オーバーバイトが深くなり，下顎前歯が上顎歯肉に咬み込んでいる．小臼歯部はシザーズバイトになり，大臼歯部は過負担から悪化し，下顎から欠損が進行しつつある

図1-6　過蓋咬合症例；小児期に対応しないと難症例になるかも？

正中のずれを引き起こす可能性のある口腔習癖

偏咀嚼，片側からの頬杖，寝方などの態癖があげられます．偏咀嚼は片側の特定歯牙への過負担を引き起こすため，その部位の悪化を招く可能性があります．また片側への過負担が顎関節に影響を及ぼすと顎関節症などを引き起こします（図1-7）．

小児症例

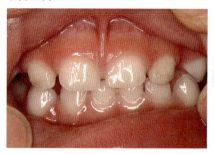
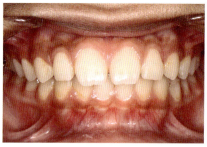

1歳6カ月，男児．1歳6か月児健診の時点で，すでに左偏咀嚼と左下寝の睡眠態癖が確認され，正中が咀嚼側（左側）に偏位している

12歳5カ月時．永久歯列に交換しても，偏咀嚼が改善していないため正中のずれは改善せず，咬合平面も左上がりになってきている．このまま偏咀嚼を改善しなければ，歯列は咀嚼側にさらに偏位し，咬合平面も咀嚼側上がりに乱れる可能性が高い

成人症例

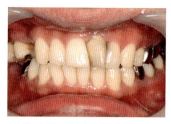

48歳，女性．明らかな偏咀嚼により正中のずれ，咬合平面の傾き，顎関節症などが生じている．この年齢ですでに咀嚼側の上顎臼歯部欠損が始まっており，今後すれ違い咬合の傾向となる可能性もある

図1-7　正中のずれ症例；小児期に対応しないと難症例になるかも？

これらの3つの不正咬合により歯に過負担がかかっている症例は，力のコントロールが難しく，補綴処置などを行っても，症例によっては欠損の進行が止められないという経験があります．このことからも，小児の段階で問題となりうる口腔習癖が改善できれば，最高の予防になると考えています．

次章からは，これらの3つの不正咬合を引き起こす口腔習癖について，それぞれ解説していきます．

第 2 章

開咬
を引き起こす口腔習癖

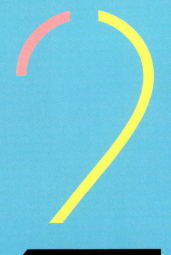

開咬

「開咬」とは，上下の歯の間に異物を挟み込むことによって，歯軸が唇側に傾斜し，部分的に上下の歯の接触が妨げられている状態を指します．挟み込む異物の種類によって，指しゃぶり，咬爪癖，物しゃぶり（おしゃぶり，タオルなど），舌癖（異常嚥下癖，舌突出癖，弄舌癖，構音障害），咬唇癖など，さまざまな口腔習癖に分類されます．また，口呼吸や舌小帯強直症などの二次的原因で舌が低位になると，舌が必然的に上下顎前歯の間に位置されやすくなるため，舌癖が誘発されます．

2017年に当院に初診で来院した1～12歳までの小児患者156人のうち，確認できただけでも58人に開咬の所見がありました．開咬の頻度としては初診の1/3超となります．開咬の程度はさまざまで，「どの程度から問題視していくか」ということに関しては難しいですが，健診の段階で悪い兆候を早期発見し，なるべく小さいころから予防的に指導をしておくことが重要と考えています．

本章では開咬の原因として，特に問題となる指しゃぶりと舌癖，およびそれに付随する口腔習癖について解説します．

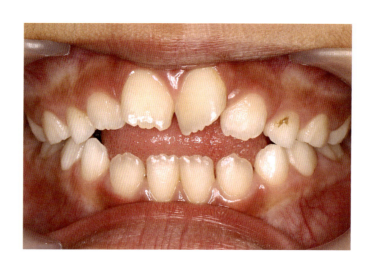

開咬と指しゃぶり

指しゃぶりとは？

指しゃぶりには不安や緊張を抑制する効果があるといわれており，ピークは1歳半から2歳ころです．この時期の指しゃぶりは口腔周囲筋の発達にもつながり，むしろ発達段階において自然な生理的行為ですが，その後もやめられない子どもがいます．不安や緊張を感じたときなどに心を落ち着かせるためにすることが多く，指しゃぶりの傾向がある場合，歯科医院への来院時のように不安な状態のときは特によく目にします．

症例❶

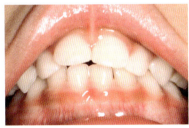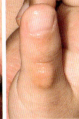

1歳11カ月．女児．指にたこができるほどの指しゃぶりがあるが，咬合接触は甘いものの開咬ではなかった．指しゃぶりの程度は指の状態でも判断している

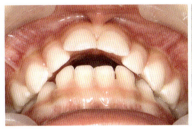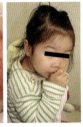

2歳9カ月時．指しゃぶりが続き，大きく開咬になっている．しゃぶる力によって歯列，顎骨は変形し，上顎は歯列がV字型に狭窄する

症例❷

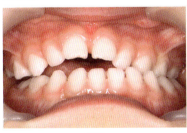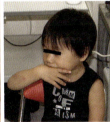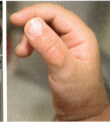

3歳1カ月．男児．右前方から右親指を突っ込む指しゃぶりがみられ，親指にはたこがある．指しゃぶりの影響で右前方への開咬がみられる．また右から指を入れるため，左側への正中のずれもみられる

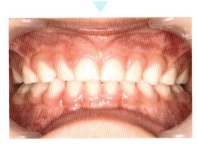

4歳3カ月時．この症例では舌癖に移行しなかったため，指しゃぶりが改善するとすみやかに歯列も改善した．ずれていた正中も合ってきている．機能に問題がなければ小児の歯列は驚くほどの改善を示す

図2-1　指しゃぶりによる口腔への影響
指しゃぶりは乳児からみられる．周囲から見ても非常に把握しやすい口腔習癖の1つである．しゃぶり方（強さやしゃぶる指の違い，方向など）により，歯列や顎骨への影響はさまざまである

2歳半を過ぎても指しゃぶりが続いてしまうと，指そのものや指を吸う動作により，歯列や顎骨などに悪影響が残る可能性があります．歯列への具体的な影響としては，開咬とともに吸啜の動作による上顎のV字型歯列狭窄があげられます．また，斜めから指を入れる場合は正中のずれなども引き起こします（図2-1）．

2歳半までの指しゃぶりへの対応

　指しゃぶりは，生活リズムが整い，夢中で遊んだり，手や口を使う機会が増えてくると減ってくるといわれています．指しゃぶりをやめる時期の目標は2歳半を目安としており，そのころに先述したような歯列への影響が生じていたり，指にたこができるほど頻回に強く吸ったりしている場合は，それ以上習慣化しないように，その子どもに合った工夫を考えながら指導を始めます．以下に当院での対応の一例を紹介します．

①周囲の話を理解するようになったら，子どもと向き合ってきちんとお話をする
②眠くなったときに指しゃぶりをしてしまう場合は，母親が手をつないであげることで安心感を与え，同時に指を押さえるようにする
③指に好きなキャラクターグッズが描かれたテーピングテープや絆創膏を貼る，新しい靴下を手にはかせるなど，物理的に指しゃぶりができないようにする
④専用の舐めると苦いマニキュアを使用する（ただしこの方法は強引なので，無理矢理やめさせることはあまりお勧めしない）

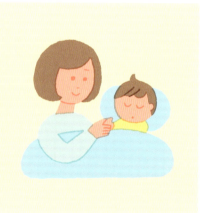

3歳半を過ぎても指しゃぶりをやめられないときは

　3歳半を過ぎても指しゃぶりが続く場合は，より積極的な対応をしていますが，周囲が子どもと向き合い，幼稚園・保育園や家庭での心の不安を解消させることが重要です．指しゃぶりは心理的な要因で起こるといわれているので，子どもの心理を理解し，指しゃぶりについて「怒らない」「無理にやめさせない」「子どもの良い行動を親に褒めさせる」などの心のケアが必要となります．そして対応する術者や親にも「大人になっても指しゃぶりをしている人はまずいないのでいつかはやめるだろう」という気持ちのゆとりが必要です．しかし，幼稚園・保育園入園による生活の変化や，下の子の出産前後など精神的に不安定な環境にあるときなどは，しばらくは仕方ありません．焦らずに対応しましょう．

　歯列への対応は，指しゃぶりを解消することが先決であり，当院でもはじめは特に何もしていません．二次的に生じるほかの悪習癖に移行しなければ，多くの場合は指しゃぶりが改善することですみやかに歯列も改善します（図2-2）．もっとも問題となる二次的な悪習癖は「舌癖」であり（図2-3，p.24参照），そのリスクを保護者に説明はしますが，実際は子ども自身が自覚をもって口腔習癖を改善するのは年齢的に難しいため，舌癖へ移行するかど

うかは自然に任せるしかなく，基本的には防げないと考えています．そのため，舌癖に移行しないようにするために，なるべく早期に指しゃぶりをやめさせるように指導をしたうえで，実際に舌癖が生じてしまったら，本格的な対応は前歯部交換期以降としています．

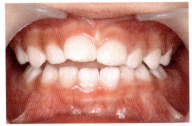
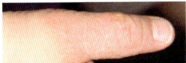
2歳1カ月，男児

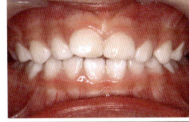
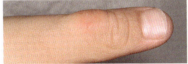
3歳6カ月時

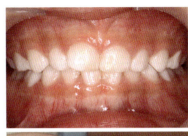
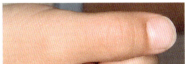
4歳2カ月時

図2-2 指しゃぶりの改善と歯列の改善
指がきれいになるとともに歯列も改善している．指のたこや荒れが指しゃぶりの頻度のバロメーターとなるので，歯列とともに指の写真も記録している

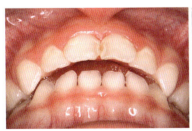
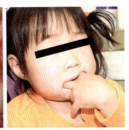
2歳6カ月，女児．指しゃぶりによる開咬がみられた

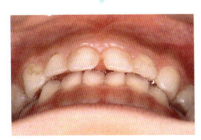
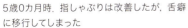
5歳0カ月時．指しゃぶりは改善したが，舌癖に移行してしまった

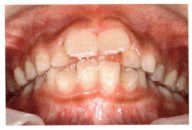
7歳11カ月時．前歯部が永久歯に交換しても開咬は残り，舌癖もみられる

図2-3 指しゃぶりによる開咬から，舌癖に移行した症例
指しゃぶりをやめても，歯の隙間に舌を突っ込む舌癖に移行してしまうと開咬は改善しない．舌癖に移行しないように機能訓練をすることは年齢的に難しいため，できるだけ早期に指しゃぶりを改善するようにしている

おしゃぶり，物しゃぶり，咬爪癖

「おしゃぶり」は指しゃぶりと同じような吸啜動作を伴いますが，ゴムでできていて軟らかいこと，正中で吸うため左右のずれが起こりにくいことなどから，歯列には悪影響を生じにくく，口を塞ぐことから鼻呼吸の獲得にもつながります．またおしゃぶり自体がなければやめられるなどのメリットもあります．しかし一方で，泣きやませ対策として長期間使用すると親も乳児も依存しやすいといわれているので，一長一短です．育児には便利なときもありますが，常用はお勧めしません．

タオル・服のそでなどの物しゃぶり，咬爪癖（いわゆる"爪咬み"）や物咬みも，手持ち無沙汰だったり，寂しさや不安，いらだちなどを解消したいという欲求の表れです．指しゃぶりへの対応と同様に，親との十分なコミュニケーションやスキンシップなどで子どもを精神的に安定させることが効果的です．

開咬と舌癖

「舌癖」とは？

上下の歯の間に舌を押しつけるような口腔習癖の総称を舌癖といいます．本来正しい舌位は，上顎前歯のつけ根付近の「スポット」とよばれる丸い膨らみに舌尖が収まり舌全体が口蓋に挙上している状態です．しかし舌癖があると舌が本来の位置より低位になり，"舌の姿勢が悪い"状態になります（図2-4）．

「舌癖」とはあくまで総称で，きちんとした定義があるわけではないようです．細かく分けると，唾液の嚥下時に舌を突出する「異常嚥下癖」や，上下の歯の空いているスペースに歯を突っ込む「舌突出癖」，気になる歯の隙間や歯を舌で触ったり，舌を動かしたりして

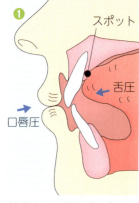
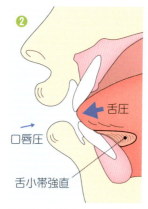

舌は挙上され，舌尖が「スポット」にある．口唇も閉鎖しており，舌圧と口唇圧のつり合いがとれている

舌が持ち上がらないと，低位舌になる．舌は弛緩し，下前方に垂れ下がり，舌圧で前歯を前方に押してしまっている

図2-4 理想的な舌の位置と異常な舌の位置（低位舌）

本来上顎を拡げるはずの舌が低位にあると，上顎は狭窄し，口蓋が深くなる．また舌が下顎を押すことで下顎が拡がり，反対咬合になることもある．さらに口唇も弛緩していることが多く，上顎の前突を止められない原因となる．このように低位舌は開咬以外にもさまざまな形態の問題を引き起こす

遊んでしまう「弄舌癖」，さらにはサ行・タ行・ナ行・ラ行などの発音時に舌足らずに舌を挟んでしゃべる「構音障害」などもこの舌癖に含まれると筆者は認識しています．これらの習癖は，歯列に対しては似たような悪影響を与えますし，同時に発生する可能性が高い習癖ではありますが，それぞれ原因も異なるため解決するためには分けて考えたほうがよいと思います．

また，舌癖の原因ともリンクしますが，口呼吸，口唇閉鎖不全（口をポカンと開けている状態）などの二次的な口腔習癖も併発することが多く，舌癖に対応する際は付随する口腔習癖も同時に対応することが必要となります．舌癖の原因はさまざまありますが，いずれも舌が低位になり挙上しない状態で，前方に突出させることにより開咬になります．

舌癖から開咬が生じるメカニズム

前述したように舌癖があると舌が低位になり，舌が挙上できていない"舌の姿勢が悪い"状態になります．舌が挙上できていないということは，舌の姿勢を保つ筋力が発達していないということです．舌が弛緩して低位になると，舌は上下前歯の間か，下顎に収まるようになります．上下前歯の間に入るようになると，舌を突出させる「舌突出癖」が誘発され開咬になりますし，下顎に収まるようであれば下顎歯列が拡大されて，反対咬合の傾向を呈しやすくなります．また本来上顎に収まり，上顎を拡げるはずだった舌が低位になることで，上顎臼歯部の歯列狭窄を引き起こします．これに鼻疾患などによる口呼吸が絡んでくると，鼻腔が発達しないことから高口蓋にもなります．

低位舌の場合，同時に口輪筋の緩みがあり，口腔周囲の筋力も弱く，口角が下がりポカンと口を開けているような「口唇閉鎖不全」の状態になることが多くあります．口呼吸だと口を閉じたままでは呼吸ができないため，確実に口唇閉鎖不全になります．また舌突出により上顎前歯は唇側に煽られるうえに，弱い口輪筋では煽られた上顎前歯を支えられないため，これも開咬の一因となります．さらに，口腔周囲の筋力が弱いと同時に咬合力も弱いことが多く，これにより咬合高径が高くなる傾向が生じることもあります．

舌癖があると，「開咬」以外にも形態の変化として「上顎臼歯部の歯列狭窄」「下顎歯列の拡大」「高口蓋」「高い咬合高径」，併発する口腔習癖として，「口呼吸」「弱い咬合力」「口唇閉鎖不全」などが現れます．そのため舌癖を改善するためには，舌を含む口腔周囲筋の筋力の調和をとりながら口腔機能を整える必要があります．

舌の姿勢をよくするトレーニング 〜MFTって何？

普段姿勢の悪い人が背筋を伸ばして姿勢を保つのが大変であるのと同様に，舌が低位にあり"舌の姿勢が悪い"人にとって，舌を挙上しておくのは大変なことです．MFT（口腔筋機能療法）とはいわば，舌および口唇，頬などの口腔周囲筋の姿勢を整える筋トレのようなものと考えてよいでしょう．

舌癖から開咬が生じている場合，MFTで舌癖が改善できたら，歯列は自然に回復する可能性があります．開咬のスペースが大きい場合は「隙間が空いているから舌を突出させやすい」という傾向もあるため，矯正治療でまず形態を改善させ，口腔筋機能を整えやすくすることもあります．また開咬以外の問題がある場合も，やはり矯正治療などを併用しな

がらMFTを行って口腔筋機能を整えることで，矯正後の歯列安定や後戻りの防止につなげます．舌癖を改善し，正しい口腔筋機能を獲得すれば，歯列は自然に改善してきます．

　一方，本来MFTで使用されているトレーニングは50種類以上にものぼり，そのすべてをこなすことは術者側にも子ども自身にも煩雑で，MFTが術者にとって敷居が高い原因となっていると思います．トレーニングの種類が多いと，目的意識がもちにくく，漫然と行っていては効果が得られにくいと感じていました．MFTのトレーニングの目標はおもに「舌の理想的な姿勢位の獲得」「舌の筋力強化」「舌のコントロール」「咀嚼訓練」「嚥下訓練」「口輪筋強化」などがあげられますが，当院では症例により必要な目標を定めて，トレーニングを厳選して行うことで，術者側も子どもも意識をもって取り組みやすいように工夫しています．

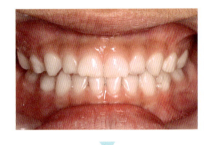

5歳9カ月，男児．一見きれいな歯列だが，閉鎖型乳歯列で，永久歯への交換時にスペース不足が予想される．乳歯列期は開咬ではないが，わずかな隙間に舌のピンク色が見え，唾液が漏れていることから，異常嚥下癖があり歯に舌を押し当てているのがわかる

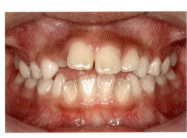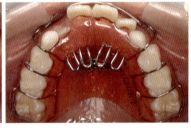

8歳1カ月時．前歯部交換期に乳歯脱落によりできた隙間に舌を突っ込み，舌突出癖が促され，開咬になった．歯列狭窄もあったため，ハビットブレーカー付き拡大床を使用して拡大矯正とともに開咬の改善を目指した．同時にMFTも開始している

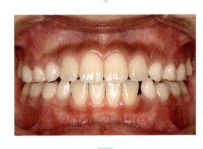

8歳10カ月時．側方歯群交換期の前に，前歯部スペースと開咬の改善という目標が達成できた．拡大床をそのままリテーナーとして使用しながらMFTを続け，側方歯群の交換を待っている

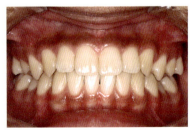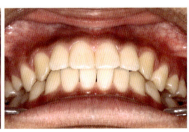

13歳4カ月時．MFTを続けることで，安定した咬合接触が得られた

図2-5　舌癖に対しMFTを行った開咬症例

舌癖改善のためにみるべきポイント

　舌癖の原因や併発している口腔習癖の種類，舌の筋力や舌小帯といった舌の状態などにより，"舌癖のタイプ"はさまざまあると考えています．その舌癖の原因や併発している口腔習癖，舌の状態から，改善の難易度を把握し，状態に合わせて弱い部分を選択することができれば，より的確で効率的なトレーニングが行えます．

　そこで舌癖を「舌癖の原因」「併発している口腔習癖」「舌診断」から"舌癖のタイプ"を分析してとらえ，それぞれへの対応についてご紹介します．

舌癖の原因

　舌癖は，舌が低位になることで必然的に舌が下前方に出る，もしくは先行して生じた形態の問題部位に随意的に舌を突出させることから生じる習癖です．舌癖の原因を以下に列記してみます．

1）おもに低位舌による舌癖
①卒乳の時期が遅くなることで残る舌突出

　2歳を過ぎても卒乳していない場合，乳児型嚥下（舌を前方に突出させた状態で飲み込む）が残ってしまうことがあり，舌突出癖の原因となります．Dの萌出を目安に，徐々に断乳することを勧めています．

②舌小帯強直症による舌挙上不能

　舌小帯が強直していると，舌は低位にならざるをえません．舌小帯を伸ばす訓練をしたうえで，親の理解が得られれば舌小帯切除を行います（p.40参照）．

③鼻閉による口呼吸から生じる舌低位

　口呼吸になると気道を確保するために舌は低位になります（図2-6）．鼻呼吸トレーニングを行い，鼻呼吸を促します．

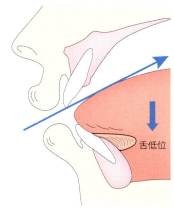

図2-6　口呼吸による低位舌
空気の通り道を確保するために舌の位置が下に下がる

④歯間性構音

　歯茎音（サ，タ行など舌尖を使う音）の歯間音化（サがthになる）がみられる症例は，発音時に舌尖が上下の歯の間に入る習癖があります．また口蓋化構音，側音化構音などの異常構音の症例も舌尖が下がり舌の中央で発音するため，舌が低位になります．必要に応じて言語聴覚士と連携をとりながら発音練習をしていきます．

2）おもに歯列形態の問題が先行することによる舌癖

①指しゃぶり，おしゃぶりの期間が長く続くことによる開咬

　指しゃぶりなどですでに開咬の状態になっている場合，そこに舌を突出させる習癖に移行しやすいです．年齢的に移行を防ぐのは難しいため，指しゃぶりの早期改善を目指しています（p.23 図2-3参照）．

②咬唇癖など他の習癖による開咬

　咬唇癖になどによって生じる開咬も舌突出の原因となります．咬唇癖はオーバージェットの増大も招きます（p.33 図2-11，第3章参照）

③乳歯の早期脱落による隙間への舌突出癖

　乳歯の早期脱落があると，その隙間に舌を突出させる舌突出癖が現れやすくなります．特に上顎前歯は顎堤歯肉が硬いため，乳歯が早期脱落してしまうと，なかなか萌出しないことがあります．このような場合は早期に開窓術を行い，永久歯萌出を促し，空隙をなくすことで舌を突っ込みにくい形態を整えています（図2-7）．

④齲蝕や晩期残存乳歯などの放置による弄舌癖

　齲蝕で歯が欠けた部位や，晩期残存乳歯のぐらつきなどが気になって舌で触ってしまう癖が現れることがあります．原因がわかれ

ばなるべく早く処置を行い，状態を整えることで改善します（p.32 図2-10参照）．

　口腔習癖の改善においては，「その原因がはっきりしており，かつ習癖の期間が短いほうが解決しやすい」という傾向があります．また，その原因が解決しやすいかどうかも重要です．たとえば，乳歯早期脱落による舌突出癖の場合，原因がはっきりしており，後天的で比較的短い期間の習癖なので早期に開窓術などを行えば改善は容易です．

　一方で，アレルギー性鼻炎などの鼻疾患を伴う口呼吸の症例では，口呼吸によって舌が低位になるため，MFTなどを行ってもあまり効果は得られません．この場合はまず鼻呼吸の指導をしますが，鼻疾患が完治しなければ鼻呼吸自体が難しいうえ，習癖の期間も長いため，改善は非常に難しくなります．

　舌小帯強直症によって舌癖が生じている場合は，原因がはっきりしているため，舌小帯切除ができれば比較的改善しやすいです（p.40参照）．ただし習癖の期間が長いことから，舌を動かす筋肉が発達しておらず，舌自体を挙上させる感覚がつかみにくいため，舌の筋力アップが困難なこともあります．

　まずは原因がわかれば，できるだけその原因への対処を行います．一方で程度にもよりますが，重度の鼻疾患による口呼吸など歯科領域のみでは治せない症例では，「現状では舌癖は治せない」と判断する場合もあります．

症例❶

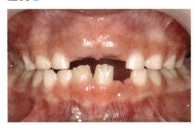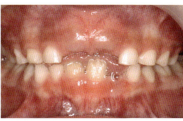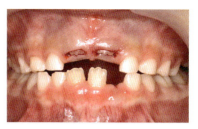

7歳2カ月，男児．「上顎乳前歯の脱落後，半年以上永久歯が萌出しない」との主訴で来院．舌突出癖が生じていたため，すみやかに開窓術を行った

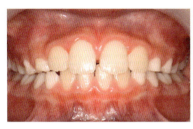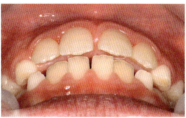

8歳6カ月時．舌突出癖はすぐには解消せず，開咬になってしまった

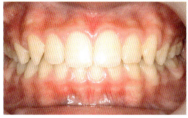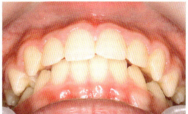

10歳6カ月時．MFTによって開咬は改善した．原因が後天的ではっきりわかっているため，治しやすい症例といえる

症例❷

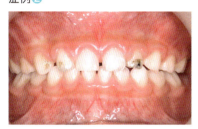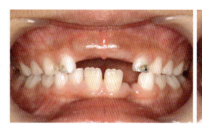

5歳5カ月，男児．乳歯列期は開咬ではない

7歳7カ月時．上顎乳前歯の早期脱落により1年以上歯がない状態が続いていた．症例❶と同様，すみやかに開窓術を行った

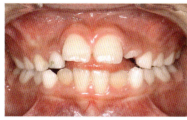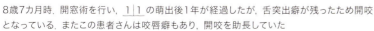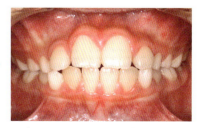

8歳7カ月時．開窓術を行い，1|1 の萌出後1年が経過したが，舌突出癖が残ったため開咬となっている．またこの患者さんは咬唇癖もあり，開咬を助長していた

10歳9カ月時．MFTにより2年後開咬は改善した

図2-7　乳歯の早期脱落から舌突出癖が生じた症例
上顎前歯部口蓋側の顎堤粘膜は硬いため，乳歯が早期に脱落するとなかなか永久前歯が萌出しないことがあり，その期間が長くなると空隙に舌を突っ込むような舌突出癖が促されることがある．本症例のように舌癖の原因がはっきりしていれば，早期の指導を行うことでMFTの効果が現れやすく，比較的治しやすい

舌癖に併発している口腔習癖

1）舌癖に併発している口腔習癖
　～改善が難しいもの

　併発している口腔習癖は舌癖との関連が深く，その口腔習癖の治しやすさ，期間の長さによって，舌癖改善の難易度は変わってきます．

①口呼吸

　幼少期から鼻が詰まり気味で口呼吸が習慣となってしまっている場合，鼻が通っていても鼻であまり呼吸をしていない可能性があります．鼻呼吸は本来自然に獲得する機能ですが，このような場合は意識的な練習が必要になります．鼻の下に鏡を置いた状態で呼吸をさせてみて，鏡が曇るようであれば鼻は通ってはいることはわかります．すこしでも鼻が通る状態であれば，トレーニング次第で改善も可能と考えています．

　また，鼻呼吸用の口唇閉鎖テープを用いて，口をふさいだ状態で何分問題なく過ごせるかを測ってみます．最初は数十秒程度で息苦しくなってしまう子もいますが，これも練習で徐々に時間を延ばすことが可能です．口呼吸の場合は呼吸が浅くなりやすく，鼻呼吸に必要な呼吸筋の筋力低下が起きています．鼻呼吸による深呼吸を意識的に練習することで，呼吸筋を鍛えることができます．慣れてきたら，散歩しながら，足踏みしながらなど，息が上がらない程度の負荷をかけながら意識的に鼻呼吸を練習していきます．夜間の口呼吸に対しても，口唇閉鎖テープを使用します．

　ガムトレーニングを行うことも有効です．ク

チャクチャと音を立てないように口を閉じてガムを咬むことで，自然と鼻呼吸を促し，咀嚼機能も回復させることができます．ガムトレーニングは咬合力が弱いとき，舌の筋力が弱いときなどでも積極的に行います．

　さらに，鼻は使うことで萎縮してしまっていた鼻腔も拡がるといわれています．慢性鼻炎などでまったく鼻が通らない鼻閉の場合は耳鼻科との連携が必要ですが，使っていないだけですこしでも鼻が通る場合は，鼻呼吸トレーニングにより鼻呼吸の獲得も可能と考えています．

②異常嚥下癖

　異常嚥下癖とは，正しい嚥下ができていないことを意味します．嚥下時に舌尖がスポットポジションに吸いついていれば正しい嚥下といえますが，舌尖が上下前歯の間に挟まっていたり，下顎前歯後方にあったりするときは，異常な嚥下と思われます．癖というよりは機能異常であり，ほぼすべての舌癖の症例にみられます．

　嚥下は回数が多く，すべてをコントロールするのは困難です．舌癖がある程度コントロールされてきても，異常嚥下癖は最後まで完全には解決できないケースが多くあります．また，開咬が大まかに改善したとしても，異常嚥下癖が残ると，1mm弱の開咬が残ってしまうことも少なくありません（図2-8）．

　異常嚥下癖の改善には，口蓋に舌を吸いつけた状態で奥にずらすトレーニング（ドラッグバック）や，ゼリーの飲み込みトレーニングを行っています．

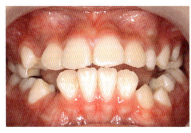
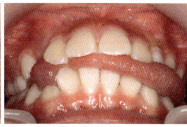

8歳3カ月，女児．激しい舌突出癖と異常嚥下癖があり，開咬の状態である．また口呼吸があり，口唇閉鎖不全もみられた

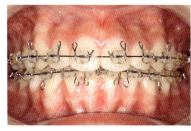
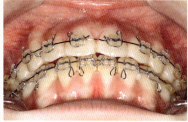

10歳4カ月時．ブラケットを用いて矯正治療を行った．顎間ゴムの装着によって上下顎前歯は咬合接触が得られた．MFTはガムトレーニングとドラッグバックを中心に行った．本来は舌癖を改善できていない状態で終えるべきではないが，患者さんの希望もあり，ブラケットを除去して健診での管理となった

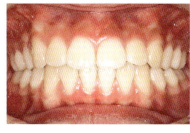
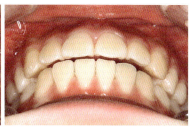

12歳11カ月時．ブラケット除去からわずか2年で再び開咬になってしまった．異常嚥下癖の改善ができないまま早期にブラケットを除去したのが原因と考えられる

図2-8 改善が難しい異常嚥下癖
舌突出癖は改善できても，異常嚥下癖の改善は非常に難しく，きちんと習癖が改善できていないと，この症例のように1mm弱の開咬が残ってしまうことが多い

③構音障害

サ行，タ行，ナ行，ラ行などの発音時に，舌を挟み込んで喋ることで発音が正しくできない場合があります（歯間性構音）．会話のなかで発音時にすべてをコントロールすることは難しく，異常構音はある程度改善しても，歯間性構音（舌尖を上下歯間に挟み込む癖，p.27参照）が残ってしまうことが多いです．改善のためには，苦手な文字を一文字ずつ正しい動作で発音することから練習を始め，単語，文章と徐々に長い言葉が喋れるように練習します．程度に応じて，言語聴覚士と連携をとります．

④長期の指しゃぶり

神経性習癖に分類され，5歳以降も続く場合は心療内科的アプローチが必要となる場合もあります．

⑤重度の咬爪癖

爪だけではなく，爪の周りの皮膚も咬んでしまったり，その爪や皮膚を食べてしまったりするなど，身体の一部を咬んで傷つける傾向がある場合は，口腔習癖というより軽い自傷行為に分類されます．自傷行為が続く場合は，心療内科的アプローチが必要となります．

2) 舌癖に併発している口腔習癖
～比較的改善しやすいもの
①口唇閉鎖不全

親から見ても口をポカンと開けている様子はわかりやすく，指摘しやすいため，改善しやすい習癖です（鼻呼吸ができない場合は改善できないため，まずは鼻呼吸トレーニングから始めます，図2-9）．親に気づいたら必ず指摘してもらうこと，気づく回数を増やすために自宅に付せんなどを貼って「気づき」のきっかけを与えること，口を閉じて鼻で呼吸することなどを指導します．また，唇を閉じたときに粘膜面（唇の光沢がある部分）が見えないように，唇をしっかり巻き込んで閉じるように練習します．

必要に応じて「りっぷるとれーなー（松風）」や「パタカラ（パタカラ）」などの道具を併用して口輪筋を鍛えています．子どもの場合，本人が意識できれば筋力はつきやすく，鼻疾患がなければ比較的簡単に改善できます．練習すると笑顔で口角が上がるようにもなるのも，モチベーションの1つにしています．

②咬合力が弱い

舌癖があり，舌を挙上する筋力がない子どもの多くは，口唇も含め，口腔周囲の筋力が全体的に弱い傾向にあります．このような場合，咬合力も非常に弱いケースが多いです．

咬合力が弱いと，咬合接触は甘く，咬合高径も高くなりがちで，これもまた開咬の原因となります．ガムトレーニングで咬合力を中心に，舌挙上や口唇閉鎖力を含め口腔周囲の筋すべてを鍛える機能訓練を行います．

③弄舌癖

乳歯早期脱落や大きな齲蝕などがあると，その部位を気にして舌で触ったりすることで弄舌癖が生じることがあります．このように原因がはっきりしており，かつその状態の期間が短ければ，改善はしやすいです（図2-10）．

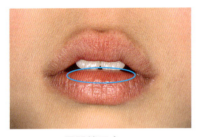

図2-9　口唇閉鎖不全
閉じようと思っても閉まらない唇．いわゆる"ポカン口"の状態．口唇は弛緩し，上唇は富士山形，下唇は厚ぼったい形をしている．粘膜面（◯）が見えないように唇をしっかり巻き込んで閉じるよう練習する

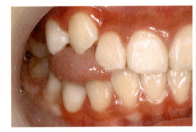 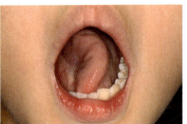 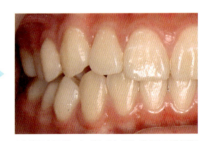

9歳6カ月，女児．舌を右側に押し出していたため右側の犬歯，小臼歯部に側方の開咬がみられる．D|に大きな齲蝕があり，晩期残存になっていたのを気にして舌で触っていたとのこと．また舌を真横にしたりするなど，舌をいろいろ動かして遊ぶ動きがみられた

10歳5カ月時．わずか1年弱に数回の機能訓練で弄舌癖は改善し，歯列も劇的に改善してきている（矯正治療などは行っていない）

図2-10　弄舌癖の症例
齲窩などを気にして舌を動かしすぎたり，舌で遊んでしまったりする弄舌癖は，その原因となる歯の問題を改善し，習癖を指摘することが重要である．指摘し，理解が得られれば改善しやすい

④咬唇癖

　開咬により前方に突出した上顎前歯に下口唇が咬み込むことで，さらにオーバージェットが大きくなり，開咬も大きくなることがあります．これも原因がはっきりしているため，指摘しやすく改善しやすい習癖です．ただし，突出度が大きく，必然的に下口唇が入りやすい状態の場合は歯列矯正を先行して，下口唇が入りにくい形態をつくる必要があります（図2-11）．

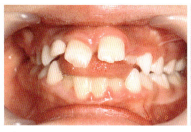
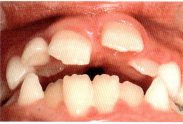
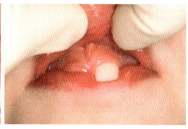

7歳6カ月，女児．異常嚥下癖と舌突出癖があり，開咬の状態である．|1 は咬唇癖によりさらに前方に突出していた

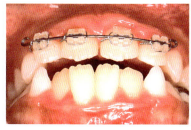
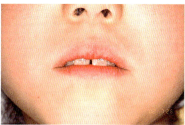
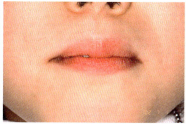

7歳10カ月時．まずは形態を改善しなければ習癖の改善も難しいと考え，上顎前歯のみブラケットにて部分矯正を行った．この時点で|1 の前突が解消されたため下口唇も入り込みにくくなり，咬唇癖は改善したが，口輪筋は弱くつねに口がポカンと開いているような状態だった．口唇をしっかり閉じようとしてもチラッと歯が見えてしまうのは，口唇閉鎖力が弱い状態を示している．そのため口唇閉鎖不全に対しては口輪筋トレーニングを行った（パタカラを使用）

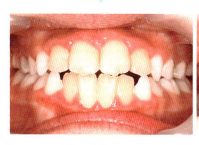
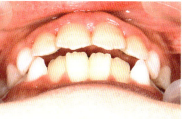

8歳4カ月時．形態を改善し歯列は整ったのでブラケットを除去したが，舌癖が改善していないため，いまだ開咬の状態である．ただ，形態が初診時より改善しているため舌も入り込みにくくなり，当初よりは機能訓練は行いやすくなっている．その後も機能訓練を続けて，上下咬合接触は得られた

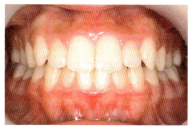
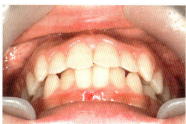
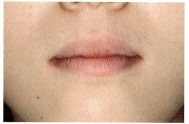

12歳2カ月時．ブラケット除去から4年半が経過したが，ドラッグバック，口輪筋トレーニング，ガムトレーニングなどの機能訓練を健診のなかで継続し，咬合接触は保たれている．口唇にも力が入るようになり，自然に閉じられるようになった

図2-11　咬唇癖の症例

舌診断

舌は，舌尖を「スポット」に置き，すこし口腔内を陰圧にして，舌全体を吸盤のように口蓋につけて維持した状態が基本ポジションですが，舌小帯が強直していたり，舌の筋力が弱かったり，動きが悪かったりすると低位になってしまいます．この舌が低位になる原因を「舌小帯」「舌の筋力」「舌の動き」の3つの項目で分類し，それぞれについてどこを改善すべきかを考え，MFTを中心に機能訓練を選択して行います．

1）舌小帯：「伸びやすい」か「伸びにくい」か

舌小帯の「長さ」「太さ」「付着位置」の3つのチェックポイントで分類しています．舌小帯の長さが短いと舌の動きを阻害し，幅が太いと舌小帯は伸びにくくなります．また舌小帯の舌への付着位置が舌尖に近く，口腔底側では下顎前歯舌側の顎堤に幅広く付着していると，舌の動きが阻害されます（図2-12）．

以上から舌小帯が「伸びにくい」と分類した場合は，舌尖がスポットに届くように舌小帯を伸ばすことを目標にします．具体的には，舌尖をとがらせた状態でスポットにつけられるよう繰り返し行う機能訓練（スポットポジション）や，舌尖をとがらせた状態を意識するためにスティックを使った機能訓練（ティップアンドスティック）を行います．また可能であれば，原因となっている舌小帯を切除することで舌の運動阻害要因を除去し，まず舌を動かせる環境を整備することもあります．

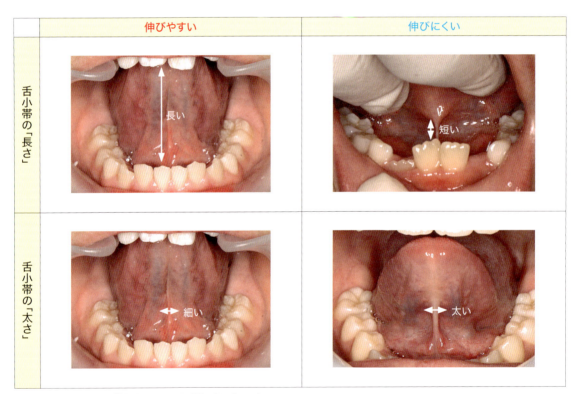

図2-12　舌小帯が「伸びやすい」か「伸びにくい」か
「長さ」「太さ」「付着位置」の3つの要因から舌小帯が「伸びにくい」場合は，舌を上に挙上させて伸ばす機能訓練が必要になる．また「付着位置」が悪く，舌小帯が舌尖，下顎前歯舌側の顎堤に付着している場合は舌の動きが阻害されるため，可能であれば舌小帯を切除する

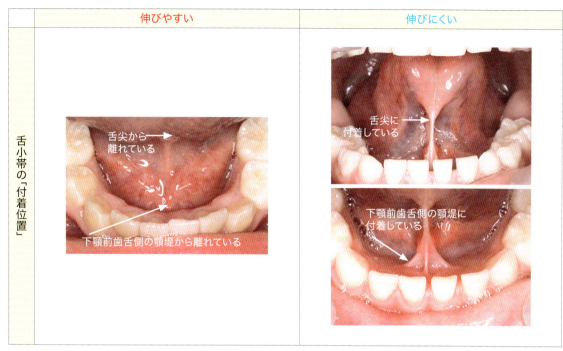

図2-12 舌小帯が「伸びやすい」か「伸びにくい」か（続き）

2）舌の筋力：「強い」か「弱い」か

舌の筋力は，舌を口蓋に挙上した「ポッピング」の形で診断します．舌の筋力があれば，舌全体を口蓋に挙上し，舌中央部をぴたりと吸いつけポッピングの形を維持することができます．逆に舌の筋力が弱い場合は，舌の中央部が挙上せず，口蓋に吸いつけたポッピングの形を維持することができません（図2-13）．

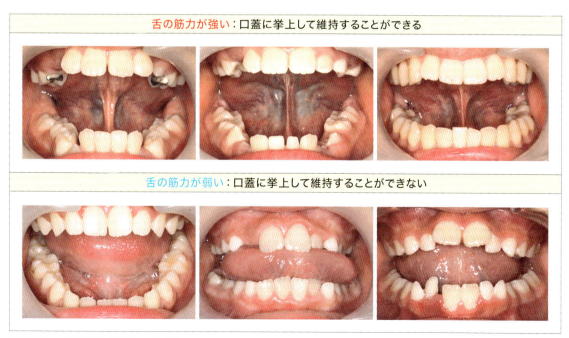

図2-13 舌の筋力が「強い」か「弱い」か
舌の筋力が弱い場合は，舌全体の筋力を鍛える機能訓練が必要になる

以上から舌の筋力が「弱い」と分類した場合には，舌全体の筋力を鍛えることを目標にします．ガムを咬んで丸めて舌の中央に置き，舌で口蓋に押しつける機能訓練（ガムトレーニング）から始め，舌中心部でスティックを押す機能訓練（ミッドアンドスティック），さらに舌中央部を口蓋に挙上した状態を長時間維持する機能訓練（ポッピング，舌の筋力の診断でも使用）を中心に筋力アップを図ります．

3）舌の動き：「よく動く」か「動きが悪い」か

　舌の動きは，舌を左右に振る動き（フルフルスポット）や舌尖で上下口唇をなぞる動き（リップトレーサー）をみて判断しています．最初からスムーズに行える場合は，舌の動きは問題ないと判断しています．動きが悪い症例では，舌を動かそうとしても自由に動かせません．特に舌小帯強直症などで動きが制限されており，いままで舌を動かしたこともないような症例では，「舌が自由に動かせる」という感覚自体がわからない人もいます．

　以上から舌の動きが「悪い」と分類した場合は，先述したフルフルスポットやリップトレーサーを機能訓練として取り組むことで，舌を動かす力を身につけるようにしています．

　一方，舌が「よく動く」以上に舌を「動かしすぎる」ことで弄舌癖を引き起こしている症例もあります（p.32 図2-10参照）．このような症例でも，動きが悪い場合と同様にフルフルスポットやリップトレーサーに取り組み，舌をコントロールできるように機能訓練しています．

　なお，舌診断においては，この3つの項目が複合的に問題となっているような症例も少なくありません．しかし，分類し問題点を切り分けて症例をみることで，取り組むべき機能訓練の優先順位がみえてきます．問題が複合している症例においては，まず舌尖がスポットに届くような舌小帯の状態を獲得し，次に舌の筋力をつけ，最後に舌の動きをコントロールできるよう順序立てて取り組みます．

舌癖改善のための機能訓練

機能訓練のポイント

　以上の「舌癖の原因」「併発している口腔習癖」「舌診断」から個々に対応を考えて，指導を行っています（表2-1）．機能訓練は基本的に異常な機能である口腔習癖に対して行います．以下に当院で行っている代表的な機能訓練のポイントを，対応する口腔習癖とともにピックアップしてみます．

表2-1　併発している口腔習癖や舌診断から機能訓練を選択する

併発している口腔習癖	口呼吸		鼻呼吸トレーニング
	異常嚥下癖		ドラッグバック
	口唇閉鎖不全		口輪筋トレーニング
	咬合力弱い		ガムトレーニング
舌診断	舌小帯：伸びない		スポットポジション / ティップアンドスティック（/舌小帯切除）
	舌の筋力：弱い		ガムトレーニング / ミッドアンドスティック / ポッピング
	舌の動き	動きが悪い	フルフルスポット / リップトレーサー
		動かしすぎる	フルフルスポット / リップトレーサー（舌のコントロール）

1. 鼻呼吸トレーニング

鼻で深呼吸の練習をします．鼻を意識的に使う感覚を身につけます．

2. ドラッグバック

口蓋に舌を吸いつけた状態で，舌を奥にずらす練習をします．できるようになったら，ゼリーを使って，口を開けたまま飲み込む練習をします．嚥下時に口蓋を使う感覚を身につけます．

3. 口輪筋トレーニング

専用のトレーニング器具（りっぷるとれーなー（松風）やパタカラ（パタカラ））を使って口輪筋を鍛えます．りっぷるとれーなーは非常に安価で，患者さんに勧めやすいので使用していますが，各社からいろいろな製品が発売されており，どれでも構いません．ボタンに紐をくくりつけた自家製のものでも大丈夫です．同時に，つねに唇を閉じておくよう親に指摘してもらいます．本人が意識することが大事です．

4. ガムトレーニング

唇を閉じた状態でガムを奥歯でしっかり咬み，咀嚼筋を鍛えて咬合力をつけます．また舌の筋力が弱い場合は，舌の筋力をつけるために咬んだガムを口蓋に押しつける練習も行います．鼻呼吸を促すトレーニングとしても有効です．

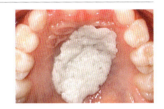

5. スポットポジション

舌尖をとがらせた状態で，スポットにつけられるよう繰り返し練習します．舌の正しい位置を覚えるとともに，「伸びにくい」舌小帯を伸ばします．

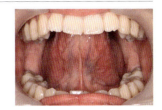

6. ティップアンドスティック

舌尖をとがらせてスティックを押し，伸びにくい舌小帯を伸ばす練習をします．

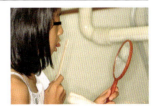

7. ミッドアンドスティック

スティックで舌中心部を押し，その力に抵抗するように舌を持ち上げる練習をします．舌中央部を上に持ち上げる感覚を身につけます．

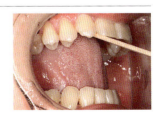

8. ポッピング

舌の中央部を口蓋に挙上し長時間維持する練習をします．徐々に舌全体が吸いつくような感覚を身につけます．舌を「ポン」と打ち鳴らす練習も遊びとして取り入れていきます．

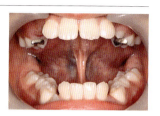

9. フルフルスポット

舌を左右に振り，その後スポットポジションにつける練習します．舌を思うように動かす感覚を身につけます．

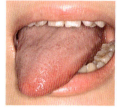 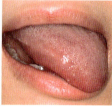 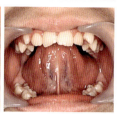

10. リップトレーサー

舌尖で上下口唇をなぞる動きを練習します．舌を意識的に動かす感覚を身につけます．

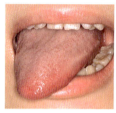 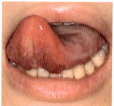 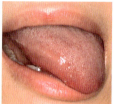

機能訓練の実際

舌癖が完全に解消できれば本来それだけで歯列は改善しますが，実際には機能訓練のみで完全に改善するのは難しく，舌小帯切除や矯正治療を併用することも少なくありません．たとえば，舌尖がスポットに届くように舌小帯を伸ばす練習をしようとしても，舌小帯が強直してまったく伸びない場合は，舌小帯を切除しなければうまくできません．必要があり，かつ患者さんの同意が得られれば，積極的に舌小帯切除を行うとともに，機能訓練を行います．

また歯列の問題が大きく，たとえば開咬の大きな隙間に舌が入りやすい状態になっていると，「そこに舌を入れない」ということ自体が非常に難しい場合があります．歯列矯正により口腔内環境（形態）が改善されると，開咬の隙間がなくなり，必然的に舌を突っ込みにくくなることなどから，機能訓練自体も進めやすくなります．機能訓練のみで対応するのか（図2-14），矯正後の後戻りを防ぐ目的で機能訓練を行うのか，目標を明確に定めて開始すべきです．

また，患者さんの協力度，症例の難易度などによって，機能訓練は必ずしもうまくはいかないということを忘れてはいけません．実際に機能訓練を行うのか？ 特に口呼吸が改善できない場合は，機能訓練は進めるべきではないと考えます．

7歳時

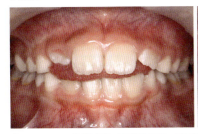 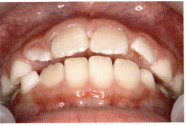 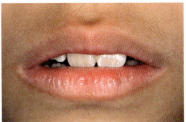

併発している口腔習癖は，異常嚥下癖，口唇閉鎖不全

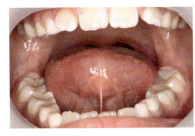 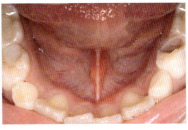

舌診断より，舌小帯は「短い」「細い」「付着位置がすこし悪い」，舌の筋力は「弱い」と診断した

9歳時

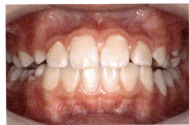 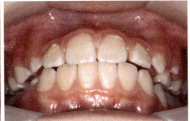 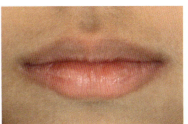

異常嚥下癖に対してドラッグバックを行い，開咬は改善した．パタカラ（パタカラ）を使って口輪筋トレーニングを行うことにより，まだ若干口唇に緩みはあるものの，自然に口唇は閉められるようになった

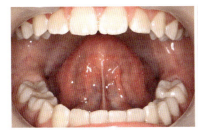 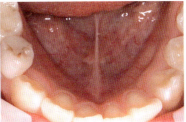

舌小帯切除を希望されなかったこともあり，スポットポジションを中心に舌小帯を伸ばす機能訓練を行った．また舌の筋力に対してはガムトレーニングを行い，舌は挙上できるようになった

図2-14　併発している口腔習癖や舌診断から機能訓練を選択し，機能訓練のみで改善した症例

機能訓練と処置の併用

機能訓練と舌小帯切除の併用

舌小帯強直症で舌小帯が伸びにくいような場合は，患者さんの同意が得られれば切除したほうがよいと考えています．舌小帯強直の程度がひどいと，そもそも舌を動かせないため，舌を動かす筋肉は発達していませんし，「舌を動かせる」という感覚すらないことがあります．舌小帯は機能訓練だけでも多少は伸ばすことも可能ですが，付着位置が悪かったりすると程度によっては舌をまったく動かせないために機能訓練の足がかりすらつかめないときもあります（p.34～35 図2-12参照）．そこで，可能であれば積極的に舌小帯を切除し，まずは舌を動かせる環境をつくることが重要です．

舌小帯を切除する際は，舌尖に付着している部位と，下顎前歯舌側の顎堤に付着している部位の2カ所を，電気メスまたは炭酸ガスレーザーにて切除しています（図2-15）．切除後は，治癒の過程で舌の運動をさせないと治癒時に傷が癒着してしまい，再び舌小帯が太くなってしまうことがあるので，術直後から舌を剝がすように動かす機能訓練が必須です．そのため，術直後からスムーズにできるように，当院では術前から先行して機能訓練の練習を始めています（図2-16）．

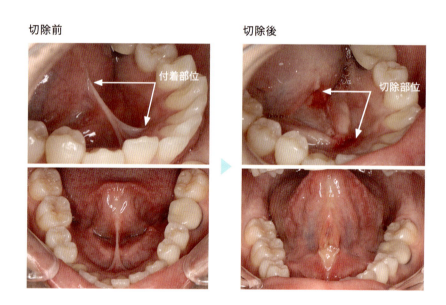

図2-15 舌小帯切除のポイント
舌尖への付着部位と，下顎前歯舌側の顎堤への付着部位の2カ所を，電気メスまたは炭酸ガスレーザーにて切除する

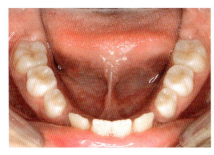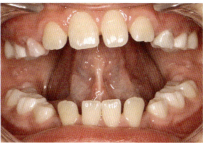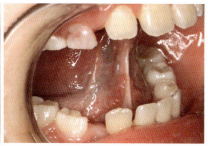

8歳9カ月，女児．舌尖と下顎前歯舌側の顎堤に太くて短い舌小帯が付着しており，舌小帯切除の適応と考えられる．術後の傷の癒着を防ぐため，舌小帯切除前に先行して舌の挙上訓練を行っている

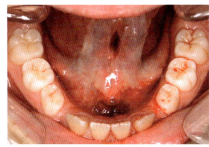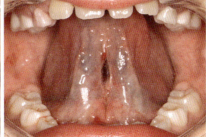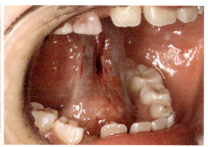

同日術後．血管を避け，舌尖と下顎前歯舌側の顎堤の付着部位をそれぞれ電気メスにて切除した．術直後，明らかに舌の挙上量が増え，舌が動くようになった．切除当日から舌を動かす練習を始め，傷の癒着を防いでいる．またさらに術後1日，4日後と，消毒のための来院時に癒着を剝がすように舌を持ち上げている

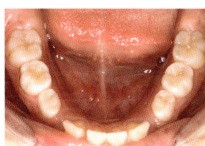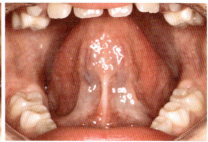

8歳11カ月時．傷は治癒し，再びやや太くて短い舌小帯が形成されているが，下顎咬合面観をみると付着位置は明らかに改善され，舌挙上量も大きくなった

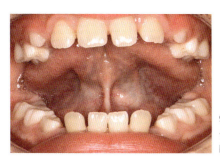

9歳0カ月時．さらに機能訓練を続け，ポッピング時にしっかり舌に力が入るようになった．舌診断における舌の問題は改善したと考えてよい

図2-16　機能訓練と舌小帯切除の併用

機能訓練と矯正治療の併用

歯列矯正によって口腔内環境（形態）が改善されると，機能訓練自体も進めやすくなります．そのため症例によっては，まずは矯正装置で前歯部同士の接触を与えるなどして形態を整える治療を進めながら，機能訓練で機能の改善を行います．矯正治療では，その他の要件にも合わせて必要な装置を選択しますが，おもにラビアルボウ（唇側線）付きのハビットブレーカーを使います（図2-17）．この装置は，開咬で前方に突出した前歯をラビアルボウで押し戻し，ハビットブレーカーで舌の前方突出を物理的に防ぐ効果があります．さらに歯列拡大も必要な場合は，上顎のラビアルボウ付きの拡大床にハビットブレーカーを補助的に追加して使用しています（p.46参照）．

ここで重要なのは，矯正治療はあくまで"併用"するもので，最終的な目標は舌癖を機能訓練で解消することです．たとえば，機能訓練にきちんと取り組むことができずに矯正治療のみで開咬を改善しようとしても，咬合接触を与えられずに終わってしまうような症例は，当院でも多く経験しています．また矯正治療で強引に咬合接触を与えても，舌癖が改善できていなければ必ずまた開咬に後戻りしてしまいます（p.31 図2-8参照）．なお，ハビットブレーカーは夜間のリテーナーとしても使用します．そして定期健診では，プラークコントロールと同様に，舌癖コントロールのモチベーションを維持できるように患者さんとお話ししていきます．

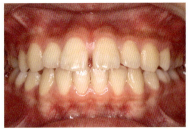 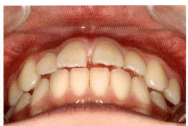 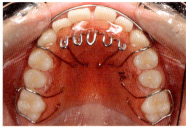

11歳8カ月，女児．正中離開が主訴で来院した．異常嚥下癖があり，1mm弱の開咬がみられた．スペースは十分にあると考えたため，ラビアルボウ付きハビットブレーカーを使用しながらドラッグバックを中心に機能訓練をした

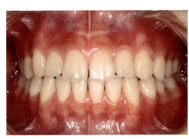 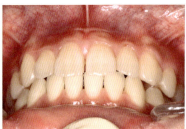 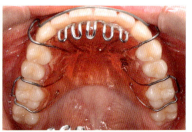

13歳10カ月時．ハビットブレーカーの口蓋側床を削合しながら，ラビアルボウを締めることで前歯部を押さえ込み，開咬を改善し機能訓練を続けている．正中離開は改善し，前歯部咬合接触も得られるようになった

図2-17　ラビアルボウ付きハビットブレーカーを併用した機能訓練
ラビアルボウ付きハビットブレーカーは機能的矯正装置であり，積極的に歯を動かす装置ではないが，機能訓練ができていれば改善していく．改善後もリテーナーとして使用しながら経過をみている

実際の症例の見方
～形態の問題と機能の問題をアイコン化して考える

　口腔習癖の症例を診る際に，歯列の「形態の問題」と，「機能の問題」，またそれ以外の問題として「その他の問題」を抽出し，解決すべき症例の問題点を列記して把握するようにしています．このとき，口腔習癖の問題は複雑でわかりにくいため，アイコン化してそれぞれの問題を切り分けて個々に対応を考えるようにしています．

　本章の開咬症例では，それぞれ以下のような問題が可能性として考えられます．

形態の問題

開咬　　咬合高径高い

機能の問題

     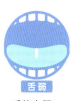

異常嚥下癖　構音障害　口呼吸　口唇閉鎖不全　咬合力弱い　舌筋力弱い　舌の動き悪い/弄舌癖

その他の問題

舌小帯強直症　鼻閉

「形態の問題」に対しては機能訓練のみで治る可能性もありますが，効率よく機能訓練を行うために矯正装置を併用することがあります（例外として「咬合高径高い」に対してはガムトレーニングを行っている）．「機能の問題」に対しては，それぞれに適した機能訓練をピックアップして行っています．「その他の問題」に対しては，個々の問題ごとに解決を図っています．

　一対一対応ではありませんが，開咬症例の各問題点に対するおもな対応を以下に示します．

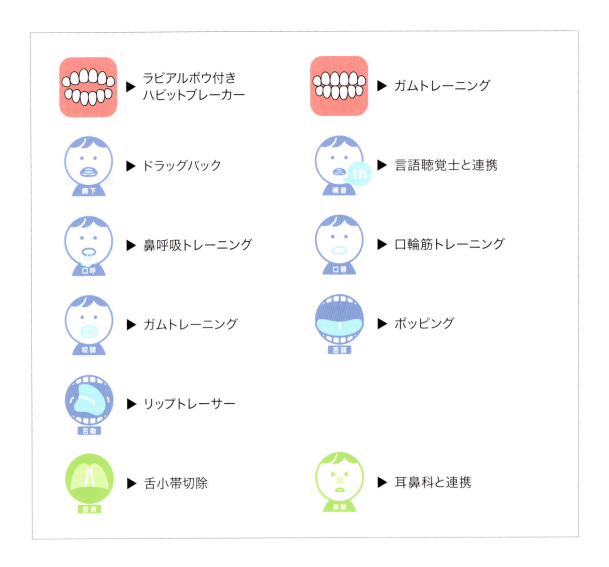

　症例を分析して，以上のように問題点をアイコンで列記し，それぞれの問題に対しできることから対応するようにしています．

　なお第5章にこのアイコンの使い方をまとめてあるので，くわしくはそちらをご参照ください．

機能訓練と矯正治療を併用した症例

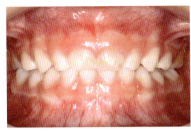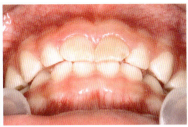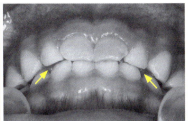

4歳0カ月，女児．この時点でまだ開咬はあまりみられないが，下から煽って見ると隙間からピンク色の舌がわずかに見え，異常嚥下癖があることがわかる．閉鎖型乳歯列のため将来叢生の可能性があること，また異常嚥下癖により歯の交換時に開咬になる可能性があることを，この段階で想定しておく必要がある

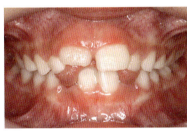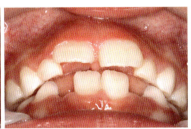

6歳11カ月時．異常嚥下癖により，前歯部の交換期には完全な開咬になってしまった．さらに，生え変わる際に乳歯が抜けたスペースに舌を突出させる舌突出癖が生じている

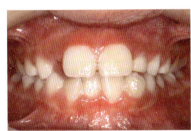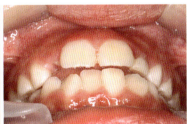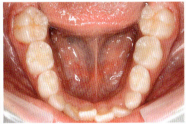

7歳6カ月時．異常嚥下癖があり，依然として開咬の状態のままである．ここで叢生改善の希望もあり，矯正装置を併用しながら機能訓練に本格的に取り組むことになった．舌小帯の「長さ」「太さ」「付着位置」に問題はなく，舌小帯は「伸びやすい」と診断したが，ポッピングから舌の筋力がやや弱いと判断した

問題点をアイコンにして列記すると……

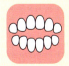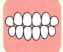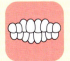

ピックアップしたそれぞれの問題への対応を考えると……

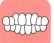 ▶ 上顎：ラビアルボウ・ハビットブレーカー付き拡大床，
下顎：前方拡大ワイヤー付き拡大床

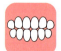 ▶ ガムトレ

 ▶ ドラッグバック   ▶ ポッピング

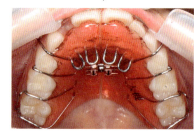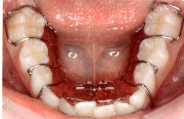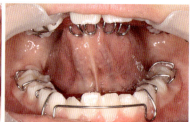

そこで同日，各種機能訓練とともに上顎にはラビアルボウ・ハビットブレーカー付き拡大床，下顎には前方拡大ワイヤー付き拡大床を装着し，矯正治療を開始した

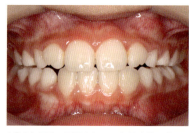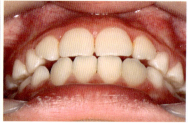

9歳3カ月時．目標となる臼歯部交換が始まる前に拡大が終了した．ドラッグバックとポッピング，ガムトレーニングなどの機能訓練も奏功し，開咬は改善した．その後も機能訓練を続けつつ，ハビットブレーカーで保定しながら臼歯部交換を待っている

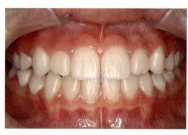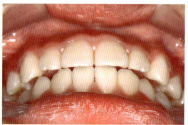

10歳8カ月時．永久歯列完成まであとすこし．現在は咬合接触は安定し，正中も合ってきている．舌癖の再発を防ぐために，拡大床をそのままリテーナーとして使いながら，ドラッグバックとポッピング，ガムトレーニングを継続している．口腔習癖は来院間隔が空くと，また再発することも多い．このように歯列がきれいに回復すると，過去の傾向がわかりにくくなり，機能訓練の目標を忘れてしまいがちなので，必ずアイコンを見返して，当初あった問題を術者側も忘れないように気をつけている

第3章

過蓋咬合
を引き起こす口腔習癖

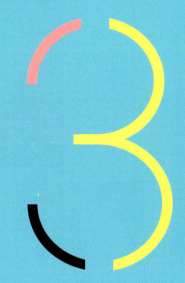

過蓋咬合

　「過蓋咬合」とは、オーバーバイトが大きい状態のことをいいます。骨格性の要因もありますが、クレンチングや、頬杖・うつぶせ寝などの態癖が原因となっている症例も少なくありません。さらにオーバージェットも大きい症例では、咬唇癖、口呼吸などの口腔習癖も原因となっています。

　2017年に当院に初診で来院した1～12歳までの小児患者156人のうち、確認できただけでも39人に過蓋咬合を疑う所見がありました。過蓋咬合の頻度としては、初診患者の1/4となります。過蓋咬合自体が主訴で来院する患者さんはほとんどいませんが、健診で悪い兆候を早期発見し、これ以上咬合を深くさせないよう、なるべく小さいころから予防的に指導をしておくことが重要と考えています。たとえば、頬杖やうつぶせ寝などの悪い生活習慣がないか、食べ物の嗜好品が硬い物に偏っていないかなど、簡単に注意して改善できることから指導していきます。

　本章では、過蓋咬合のおもな原因となるクレンチングを中心に、それに付随する咬唇癖や、頬杖、うつぶせ寝などの態癖について解説します。

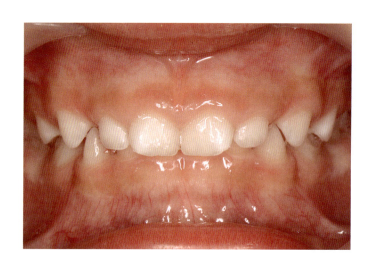

過蓋咬合を引き起こす口腔習癖

過蓋咬合のメカニズム

過蓋咬合は，臼歯部の咬合高径が低くなることで起こります．臼歯部の咬合高径が低くなることで上下顎前歯部の顎間距離が短くなると，必然的に前歯部の咬み合わせは深くなり，オーバーバイトが大きくなります．

この臼歯部の咬合高径を低くする口腔習癖は，おもにクレンチングであると考えています．通常，臼歯部の咬合高径は歯の萌出力と咬合力のつり合いがとれたところで決まりますが，クレンチングがあると歯に垂直的な力が強くかかるため，咬合高径が低くなる傾向にあります．

また下顎を押しつけるような力が加わる頬杖や，うつぶせ寝などの寝方の問題も併存すると，過蓋咬合が悪化する場合があるため，日常生活における態癖もチェックする必要があります．

さらに，口呼吸などで口唇閉鎖不全があったり，オトガイ筋・頬筋の過緊張，また咬唇癖などの二次的な口腔習癖が重なると，オーバーバイトに加えてオーバージェットも大きくなります．たとえば口唇閉鎖力が弱いと上顎前歯はフレアアウトしやすくなりますし，オトガイ筋や頬筋の過緊張があると下顎骨の成長が抑えられ，下顎が前方に成長しにくくなります．特に下口唇を上顎前歯の裏に挟み込む咬唇癖は，上顎前歯をフレアアウトさせると同時に，下顎前歯に対しても舌側方向に力がかかるので，下顎前歯の舌側傾斜も引き起こします．またこうしてオーバージェットが大きくなると，下口唇がさらに上顎前歯の内側に入りやすくなるため，咬唇癖が助長されて治りにくくなるのです．

クレンチングによるオーバーバイトの変化

クレンチングがある子どもの正面観の経過をみていくと，経年的にオーバーバイトが明らかに深くなっていく症例を目にすることがあります（図3-1）．臼歯部の咬合高径が下がり，オーバーバイトが深くなるという変化をみると，クレンチングが過蓋咬合に深く関与していることがわかります．また前述したように，オトガイ部に外部から力がかかる頬杖，うつぶせ寝などの態癖も影響します．クレンチングと生活の変化（入園，入学，受験勉強など）やストレスは関連があるといわれているので，生活習慣に関する問診が必要です．

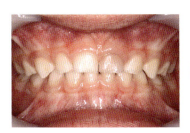

4歳2カ月，男児．引っ越しで当院に転院してきた．この時点ではオーバーバイトはそれほど深くはない

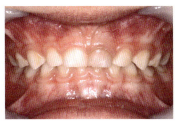

4歳7カ月時．5カ月でオーバーバイトが深くなっている．転園によるストレスが原因と疑われる

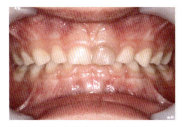

5歳3カ月時．初診から1年が経過し，オーバーバイトはさらに深くなってきている．最近頬杖をついて本を読む習慣ができたとのことで，頬杖をやめるように指導した（p.66，図3-11にその後の経過あり）

図3-1　クレンチングとオーバーバイトの変化

臼歯部交換期におけるオーバーバイトの変化

通常永久歯は乳歯よりも萌出力が強いため，乳臼歯から小臼歯への交換期に臼歯部の咬合高径は上がり，それに伴いオーバーバイトは浅くなります（図3-2-❶）．またそれとともに，10代前半には身長が伸び，手足の骨に近い成長パターンであるといわれている下顎枝が下前方に成長します．下顔面が成長することで顔が面長になります．大人っぽい顔つきになるのは，この変化によるものです．

ところがクレンチングが強く，閉口筋（咀嚼筋群）の過緊張がある場合は，臼歯部の永久歯への交換が進み下顎枝の成長期になっても咬合高径が上がらず，場合によってはむしろ低くなり，オーバーバイトが深くなる症例もみられます（図3-2-❷）．そのためクレンチングが強いタイプの症例では下顔面高が低く，四角い短顔（ブレーキーフェイシャルパターン）になります．オーバーバイトや臼歯部の咬合高径，顔貌とクレンチングには密接な関係があると考えています．

❶ 臼歯部交換後，オーバーバイトが浅くなる場合
もともとオーバーバイトが浅く，咬合力が弱い傾向の症例は，臼歯部交換期を経てさらにオーバーバイトが浅くなる

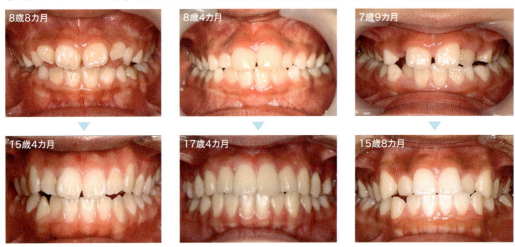

❷ 臼歯部交換後，オーバーバイトが深くなる場合
もともとオーバーバイトが深く，咬合力が強い傾向の症例は臼歯部交換期を経ても，むしろオーバーバイトが深くなる場合がある

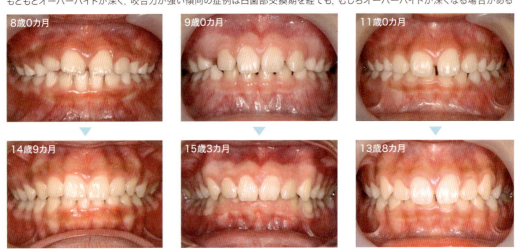

図3-2　臼歯部交換期における咬合高径の変化

過蓋咬合患者の特徴

　過蓋咬合の場合，臼歯部の歯冠長が短い，咬合高径が低い，オーバーバイトが深いこと以外に，歯や骨，顔貌にも力の影響が如実に現れるため，特徴的な様相がみられます．以下に，過蓋咬合患者によくみられる代表的な特徴を列記してみます．

※すべての過蓋咬合患者が以下の特徴を同時に備えているわけではありません．

過蓋咬合患者の口腔内所見

1. オーバーバイトが深い

　前述したように臼歯部歯冠長が短く，被蓋が深いため，正面観で下顎前歯が歯冠の半分以上見えなくなります．

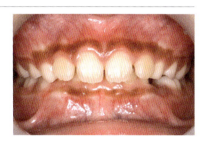

2. 下顎歯列の舌側傾斜と叢生

　下顎では咬合力が舌側方向にかかるため，歯列全体が舌側傾斜します．特に前歯部は影響を受けやすく，舌側傾斜した下顎前歯は叢生になる傾向があります．

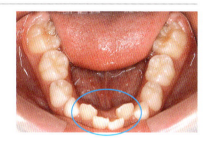

3. 下顎前歯の上顎歯肉への咬み込み

　オーバーバイトが深くなると，上顎前歯口蓋側の傾斜形態に沿って下顎が上後方に入り，下顎前歯が上顎前歯の口蓋側歯肉に咬み込むようになります．下顎永久前歯の萌出時からすでに咬み込んでいる症例も少なくありません．

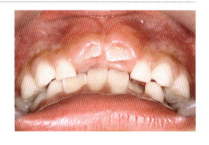

過蓋咬合患者の顔貌所見

1. 短顔

　強い咬合力により下顎枝の成長が妨げられるため，下顔面高が短く，四角い顔（ブレーキーフェイシャルパターン）になります．

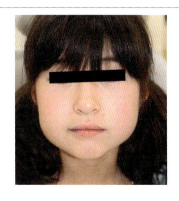

2. 下口唇下のくぼみ

オーバーバイトが大きいと，下顎前歯が上顎前歯の口蓋側深くに入り込みます．そこで下顎前歯の外側にある下口唇を上口唇に合わせようとすると下口唇がだぶつくため，下口唇の下がくぼんでしまいます．

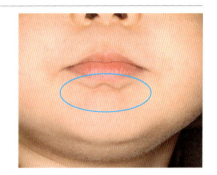

3. オトガイ筋や頬筋の過緊張

クレンチングによりオトガイ筋が過緊張になると，オトガイ部に梅干しのようなしわが入ります．また頬筋の過緊張によって頬粘膜が固くなることがあります．

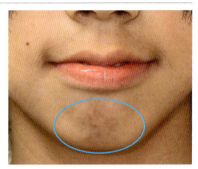

過蓋咬合患者のパノラマX線写真所見

深い下顎角前切痕

咀嚼筋群の高活動の影響で，下顎枝の成長は抑制され短くなり（❶），下顎角が張り（❷），下顎角前切痕が深くなります（❸）．

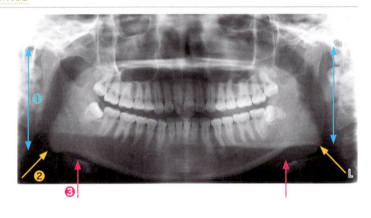

一部の過蓋咬合患者にみられる特徴

1. Ⅱ級の咬合関係

咬合力が強いと下顎が奥に押し込まれやすくなり，咬合関係はAngle Ⅱ級の傾向を示すことが多くあります．

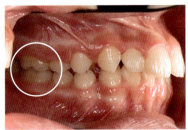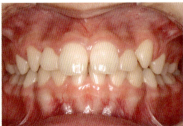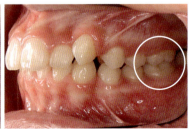

2. 乳前歯切端の著明なすり減り

　クレンチングにより下顎が奥に押し込まれる傾向がある子どもは、乳前歯切端をすり合わせる"前咬み"の習癖があることがあります。乳前歯は歯冠長がもともと短いため切端位をとりやすく、さらに乳歯は永久歯に比べて軟らかいことなどから、前咬みの習癖があると短期間でも乳前歯切端が激しくすり減ってしまいます。

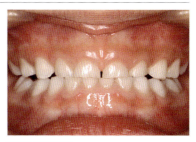

前咬み時の写真

3. 小臼歯部のシザーズバイト

　過蓋咬合でさらに下顎が奥に押し込まれると、小臼歯部はシザーズバイトになることがあります。

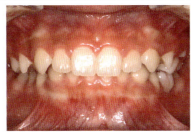 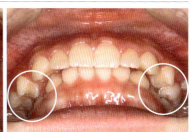

咬唇癖や口呼吸を併発している過蓋咬合患者の特徴

　過蓋咬合でオーバーバイトが大きいうえ、さらに口呼吸、咬唇癖などの口腔習癖が併存すると、オーバージェットも大きくなります。前述した過蓋咬合の特徴に加えて、オーバージェットも大きい場合の代表的な特徴を列記してみます。

1. 咬唇癖

　オーバージェットが大きくなる一番の原因は、咬唇癖です。咬唇癖によって上顎前歯が前突すると、それによりさらに下口唇は上顎前歯口蓋側に入りやすくなります。

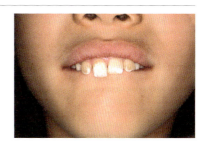

2. 緩い口元、閉まらない唇

　口呼吸、低位舌などによる開咬が下口唇を挟む初発の原因になることもあります。口唇閉鎖力が弱く、閉まらない口唇は上顎前歯の前方への突出を止められません。

　上顎前歯の前方突出と口唇閉鎖不全、さらに口呼吸が重なると上顎前歯に着色がつきやすくなります。

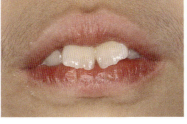 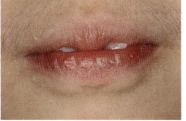

3. 上顎前歯の前突

咬唇癖があると上顎前歯が前方に押され，オーバージェットが増大します．

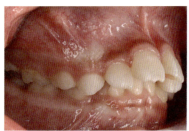 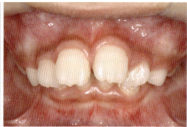 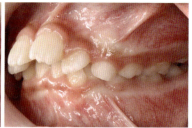

4. 下顎前歯の舌側傾斜

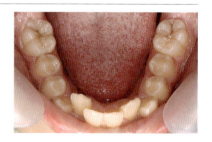

下顎前歯はクレンチングによる咬合力に加え，咬唇癖によってもさらに舌側方向に力がかかります．また4前歯ごと舌側に押し込まれ，犬歯との間に歯列の不連続が生じるような症例もあります．

5. 上顎顎堤がV字型歯列になる／上顎口蓋が深い

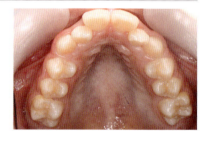

口呼吸などで低位舌になると，舌が上顎を拡げなくなるため，上顎顎堤は狭くなります．さらに上顎前歯が前突するとV字型歯列になります．また，上顎が拡がらないと口蓋は深くなる傾向にあり，鼻呼吸が難しい原因にもなります．

クレンチングの簡易検査

当院では簡易咬合力計「オクルーザルフォースメータGM10」(モリタ)で左右6番付近の咬合力を測定し，参考にしています．文献によると，咬合力が男子60kg，女子40kgくらいまでは平均値で「咬合力≒体重」という傾向が出ています[1, 2]．そのため，平均値より10kg程度大きい値を示す場合は「咬合力は強め」と判断し，対応するようにしています（図3-3, 4）．

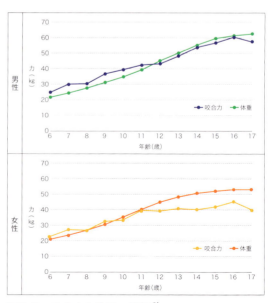

図3-3　咬合力と体重の関係[2]

【参考文献】
1) 吉田達也：咬合力の年齢的変化について．臨床歯科，224：29〜22, 1959.
2) 児玉千加子：年齢別平均咬合力と年齢変化について：簡便な咬合力測定法による咬合力の定量的評価．日本咀嚼学会雑誌，12(2)：128〜129, 2003.

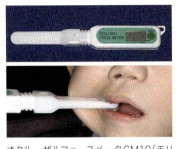
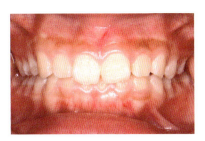

オクルーザルフォースメータGM10(モリタ)を用いた咬合力検査．左右6番付近で計測し，左右の咬合力の差を確認している

14歳2カ月，女児．オクルーザルフォースメータGM10にて臼歯部の咬合力を測定したところ，右は69.3kgf，左は38.4kgfであった．46kgの体重と比較すると，右側の咬合力はかなり強いと判断でき，実際に過蓋咬合，右側への正中のずれも認められる

図3-4 クレンチングの目安となる簡易検査

経年的な変化からみる過蓋咬合の特徴

乳前歯のみの萌出期ですでに臼歯部の顎堤同士が咬んでいて，完全に過蓋咬合になっている子どももいれば（図3-5），乳歯列が完成した当初は正常被蓋であったにもかかわらず，そこから徐々にオーバーバイトが深くなる症例もあります（図3-1）．しかし，下顎前歯が上顎歯肉に咬み込むまでになると，咬合の低下は止まる傾向にあります．

乳歯列期にすでに過蓋咬合になっている症例は，乳歯列の奥に第一大臼歯が萌出しても，クレンチングが改善しなければ臼歯部の咬合高径は上がらず，低いままです．また，最初に生え変わる下顎前歯は，高径がとれないため上顎顎堤に咬み込むようになり，過蓋咬合のまま前歯部が交換します．つまり乳歯列で過蓋咬合の場合，何も対策を立てなければ，ほとんどの症例はそのまま過蓋咬合の永久歯列になってしまいます．

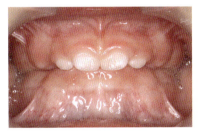
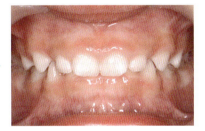

0歳10カ月，女児．乳前歯のみの時期（1歳未満）ですでに過蓋咬合の傾向があり，臼歯部の顎堤でガチガチ音がするほど咬んでいた．生後間もない段階からすでに口腔習癖（クレンチング）があると考えられる

2歳8カ月時．乳歯列が完成しても臼歯部の咬合高径は上がらず，過蓋咬合のままである

図3-5 乳歯萌出期からすでに過蓋咬合になっている症例

一方オーバージェットについて観察すると，乳歯列期では乳前歯が短く，すり減りやすいという傾向もあるため，乳歯列期にオーバージェットが大きい症例はほとんどみられません．永久前歯の萌出当初も，歯胚位置に問題がなければ通常はオーバージェットは大きくありませんが，下顎前歯の舌側傾斜や口呼吸などをきっかけに咬唇癖などが始まると，オーバージェットが徐々に大きくなりはじめます．オーバージェットが大きくなると，必然的に下口唇

が上顎前歯の内側に入り込みやすくなるため，さらに咬唇癖が助長され，オーバージェットもより大きくなりどんどん悪化していきます．

まさに機能が形態を悪くし，悪い形態によってさらに悪習癖が促されるという典型的な悪循環に陥る例だと考えられます（図3-6）．

症例❶

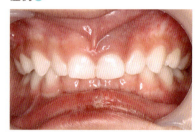

3歳6カ月，男児．乳歯列の段階ですでにオーバーバイトは大きく，臼歯部の歯冠長は短い

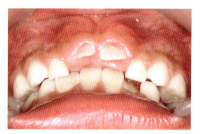

7歳6カ月時．上顎前歯萌出前の段階で，下顎前歯が上顎前歯の口蓋側歯肉に咬み込んでいる

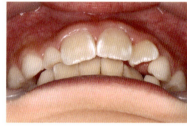

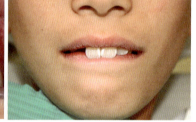

8歳3カ月時．口呼吸や咬唇癖などの口腔習癖があり，短顔で下口唇下がくぼみ，オトガイ部の過緊張もみられる．この時点ではそれほどオーバージェットは大きくないが，今後咬唇癖の影響で徐々に大きくなることが予想される

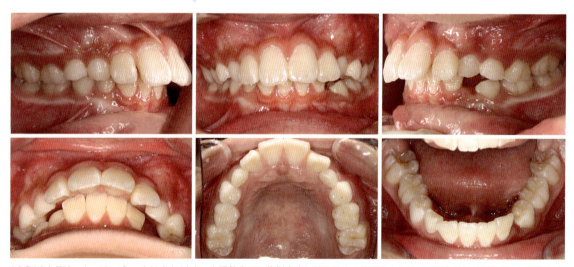

10歳10カ月時．オーバージェットは大きくなり，上顎前歯の口蓋側歯肉に咬み込みの痕がみられる．下顎歯列は舌側傾斜し，下顎が奥に押し込まれて臼歯部はAngle Ⅱ級の咬合関係になっている．乳歯列期の過蓋咬合は自然には改善せず，口腔習癖を放置したことでさらに咬合関係は悪化してきている

図3-6　経過からみる口腔習癖と過蓋咬合，オーバージェットの関係
前歯萌出当初からオーバージェットが大きい症例は少なく，あくまで習癖によって悪化する症例が多い

症例❷

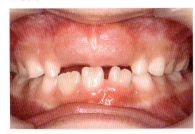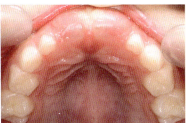

7歳5カ月，女児．臼歯部の咬合高径は低く，萌出した下顎の永久前歯が上顎顎堤に当たってきている．また口呼吸もあり，上顎口蓋が深くなっている

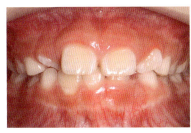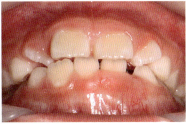

8歳2カ月時．上顎前歯も交換したが過蓋咬合は改善せず，下顎前歯が上顎前歯の口蓋側歯肉に咬み込んでいる．この時点ではオーバージェットはまだ大きくない

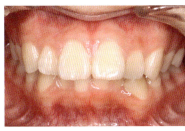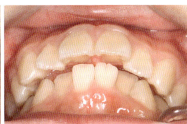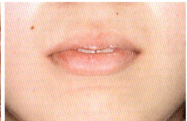

14歳2カ月時．咬唇癖が始まり，オーバージェットも大きくなっている

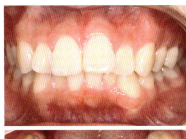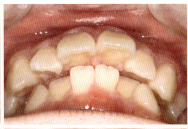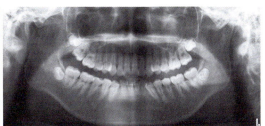

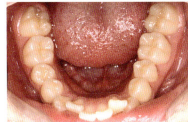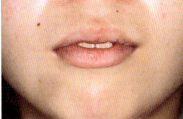

15歳5カ月時．オーバージェットが大きくなることでますます下口唇が咬みやすくなり，咬唇癖が助長されてさらにオーバージェットが大きくなっている．下顎前歯は咬唇癖により4本まとめて舌側傾斜し，叢生になっている．またパノラマX線写真で，クレンチングがある患者さんの特徴である短い下顎枝，張り出した下顎角，深い下顎角前切痕が認められる

図3-6　経過からみる口腔習癖と過蓋咬合，オーバージェットの関係（続き）

過蓋咬合改善のための機能訓練

機能訓練に取り組む前に

1)「過蓋咬合を改善する」とは?

　過蓋咬合を改善するために，まずはその原因である低い臼歯部咬合高径を改善する必要があります．そして咬合高径を改善するためには，何よりも歯にかかりすぎる力（クレンチングや頬杖，その他の習癖）を解消し，それを維持しなければなりません．歯にかかる力が解消できなければ，たとえ矯正などで一時的に改善できたとしても，その後の経過で再び咬合高径は低下してしまいます．歯を支える骨や歯周組織などを増強することはできないため，改善した咬合高径を維持するには，歯にかかる力自体をコントロールするしかありません．

2) 過蓋咬合を引き起こす生活習慣，
**　口腔習癖へのアプローチ**

　過蓋咬合は乳歯萌出期からみられますが，本人に対する指導が難しい年齢では，親に対する生活習慣のコントロールから始めます．うつぶせ寝といった寝方や歯ぎしり，頬杖，硬い食べ物の嗜好，下を向いて行う細かい作業（ゲームや勉強），スポーツや趣味など，さまざまな生活習慣を確認し，過蓋咬合の原因を親といっしょに探していきます．そして原因となる習慣が発見できれば，まずは周りから環境を整えるように指導します．たとえば寝方や頬杖などは目に見えるため，親の協力で比較的治しやすい習慣といえます．「しっかり咬む習慣をつけるように」と，あえて硬い物ばかりを与えている親もいます．過蓋咬合の子どもにはかえってよくないことを伝えて，嗜好が偏らないように指導していきます．

　小学生くらいになると，当院では過蓋咬合の原因を探るために，問診のほかに専用のアンケートを作成し，記入してもらっています．アンケートの結果をみると，過蓋咬合患者のほぼ100％が硬い食べ物が好きで，「氷や飴を噛み砕く」「パンならフランスパン，お菓子ならガムやグミが好き」など，噛みごたえがある物を好む傾向がみられました．ガムやグミは当院でも咬合力を鍛えるために使用することがありますが，咬合力が強い傾向がある過蓋咬合患者には控えるように指導しています．

　このように原因がはっきりわかれば改善しやすいのですが，クレンチングなど，本人自身も周囲から見ても気づきにくい口腔習癖は治すのが難しいです．なぜならこれらの口腔習癖を実際に解消するには，まずは患者さん本人が自分の行動や習慣を振り返り，気づき，理解することが必要だからです．そのため，患者さんの性格にもよりますが，本格的な機能訓練の対象は7〜8歳以上と考えています．

　また，クレンチングは下顎枝の成長を阻害すると考えており，クレンチングが強い患者さんの顔貌は短顔になりやすい傾向があります．そのため，奥で咬みしめすぎないように前方でやさしく歯を合わせる「前合わせ」の習慣を身につけるように指導しています．前合わせを習慣にすることで，強い咬合力によって阻害されていた下顎枝の下前方への成長を促し高径を確保し，同時にⅡ級傾向の咬合の改善も期待することができます．下顎枝の成長は男子は14歳，女子は12歳ころにほぼ終わるため，それまでにクレンチングを改善し，下顎枝の成長を促したいと考えています．

クレンチング改善のための機能訓練
その1．習癖の認識と生活習慣の改善

まずは以下の方法でクレンチングを"認識"し，生活習慣の指導を行います．

1）上を向くと上下の歯が接触しないが，下を向いて顎を引くと自然に接触するという感覚を認識する

自身が「日ごろ上下の歯を接触させているかどうか」の感覚を認識させます．

2）歯が接触していることに気づいたらすぐに離すようにする

食事のとき以外は「上下の歯を必要以上に接触させるのはよくないことである」という認識をもってもらいます．

3）自分が「どんなときに咬みしめているか」を認識する

重い物を持つときや，スポーツ時，勉強やゲーム，細かい作業で下を向いて集中しているときなど，こちらから具体的に例をあげながら，実際にどんなときに咬みしめているかをいっしょに探り，認識してもらいます．

4）自宅でクレンチングについて思い出すきっかけを考える

シールや付せんなどを，いつも座るところや洗面所などに貼ってもらい，クレンチングについて自宅でも思い出せるきっかけを増やします．

5）寝方を改善する

最近はストレスを抱えている子どもも多くいますが，就寝時に咬みしめている場合は，高い枕を避け，リラックスして寝られるように指導します．うつぶせ寝の場合は，仰向けに寝るように指導します．

6）硬い食べ物の嗜好品を避ける

ガムやグミなどの摂取はなるべく避けてもらいます．食事も硬い物は控えめにしてもらい，食べるときはゆっくり，やさしく噛むように心がけてもらいます．

7）頬杖をついていないかや，姿勢が悪くないかを確認する

特に頬杖は歯への負担が大きいので，みつけたら必ず親に注意してもらいます．

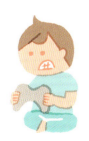
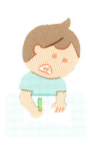
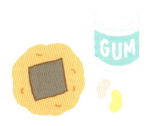
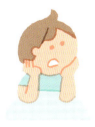

クレンチング改善のための機能訓練
その2. 実際の練習方法

　クレンチングを認識してもらったら，以下の機能訓練を始めます．

1）唇を閉じ，上下の歯を離し，顔の力を抜く

　「安静時は上下の歯を接触させない」という安静空隙の感覚を覚えさせます．

2）スポットポジションを意識して嚥下する

　正常な舌位（スポットポジション）を確認し，咬みしめないで飲み込む練習をします．スポットポジションを意識できるようになると，口腔周囲筋のバランスがとれて，クレンチングが改善します．

3）前合わせトレーニング
　（前咬み＋正中合わせ）

　前方位がとれるような下顎位を覚えてもらい，指示をすれば前方位がとれるようにします（前合わせトレーニング）．そしてそこに下顎枝の成長を促します．また，正中がずれている場合は，正中も合わせられるように練習します（正中合わせトレーニング）．前歯だけでガムを咬む練習をすることもありますが，奥歯で咬むと逆効果になるので慎重に行います．

　一方，咬合力が強い乳歯列期の症例では，もともと乳前歯切端をすり合わせる前咬みの習癖があり，乳前歯が顕著にすり減っていることがあります（p.53参照）．この場合，クレンチングのコントロールができれば「前合わせ」に導きやすく，Ⅱ級傾向の咬合も治しやすいと判断しています（図3-7）．

併発する口腔習癖改善のための機能訓練

　併発する口腔習癖は口呼吸，口唇閉鎖不全，咬唇癖などがあげられます．口呼吸，口唇閉鎖不全に関しては前章でくわしく解説をしていますが，それぞれ鼻呼吸トレーニング，口輪筋トレーニングを行います．口呼吸，口唇閉鎖不全で生じるわずかな開咬と上顎前歯の前突が咬唇癖を引き起こすので，改善が必要です．

　オーバージェットが大きくなる最大の原因である咬唇癖は，形態が悪いと治しにくい口腔習癖の1つです．そのため，可能であれば矯正装置などを併用して形態を改善しつつ，機能訓練を進めます．咬唇癖も，まずは自身の咬唇癖の状態を写真などで確認させ気づいてもらうことや，周囲から指摘してもらうことで気づくきっかけを増やすことが大事です．

　また，下口唇は下顎前歯の外側に存在します．下顎が奥に入り，上顎前歯と下顎前歯の間の隙間（オーバージェット）が大きくなると，必然的に下口唇は上顎前歯の内側に入ってしまいます．そこで前合わせトレーニングを行い，下顎を前方に出すことで上顎前歯と下顎前歯の間の隙間をなくすと，下顎とともに自然に下口唇も前に出るため，下口唇は上下顎前歯の間に入り込みにくくなります．この状態できちんと口唇を閉じることを意識すれば，咬唇癖は改善しやすいです．以前はただ「唇を咬まないように」と指導していましたが，形態が悪くなっている状態でただこれを意識しても，口唇を咬まないようにすることは難しいです．しかし下顎を前方に出すことだけを意識させると，比較的簡単に口唇を咬まないように指導することが可能になりました．

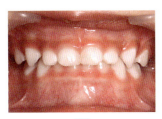

1歳6カ月，女児，すでに過蓋咬合の状態

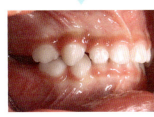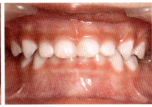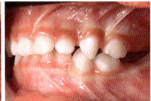

2歳1カ月時，Dまで萌出している

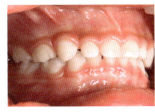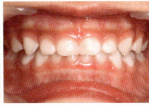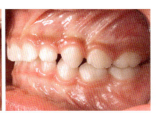

3歳0カ月時．ターミナルプレーンは不利な垂直型である．固い食べ物をあえて与えていたとのことだったので，食事指導のみ行っている．空隙歯列でスペースの問題はない

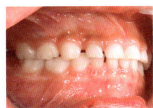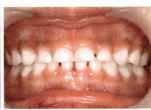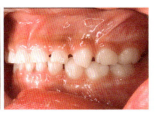

6歳0カ月時．前咬みの習癖によって乳前歯はすり減ったが，ターミナルプレーンは有利な近心階段型になった．前咬みの習癖はそのまま気にしないで続けてもらうように説明している

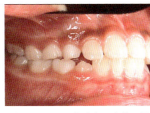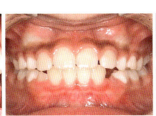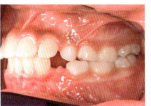

9歳1カ月時．過蓋咬合は改善の傾向がみられ，咬合もI級に近づいた．習癖の機能訓練ができる年齢になってきたので，前合わせトレーニングを徹底して行っている

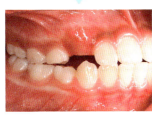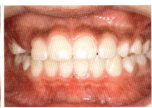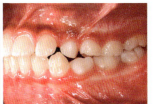

9歳8カ月時．まだ側方歯群交換期の途中だが，機能訓練のみで過蓋咬合の状態から適切な咬合高径と被蓋関係の理想的な歯列に近づきつつある

図3-7　前咬みの習癖がある過蓋咬合症例は改善しやすい

臼歯挺出処置〜乳歯バイトアップ法とバイオネーター

機能訓練によってクレンチングを解消できるという見込みがある程度得られた場合は，臼歯部の咬合高径を獲得するために臼歯挺出処置を併用することもあります．時期によって「乳歯バイトアップ法」と「バイオネーター（機能的矯正装置）」を使い分けています．どちらもともに咬合を挙上させることで，臼歯の挺出を促し，咬合高径を確保することを目標としています．前合わせトレーニングを並行して行い，下顎枝の成長を期待することで，Ⅱ級傾向の咬合の改善も同時に期待することができます．

乳歯バイトアップ法

「乳歯バイトアップ法」は，交換前の乳臼歯にコンポジットレジンなどを築盛することで咬合挙上する方法です．まだ動揺のない乳歯を矯正装置として利用し，第一大臼歯（6歳臼歯）の挺出を促します（図3-8）．

症例❶

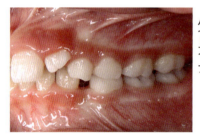
オーバーバイトは大きく，下顎は奥に押し込められ，臼歯部の咬合関係はⅡ級傾向を示している

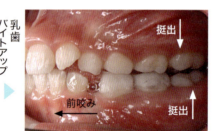
ED|DE にコンポジットレジンを築盛し，咬合挙上を行った．これにより6番を接触させないようにすることで挺出を促し，前合わせトレーニングを行う

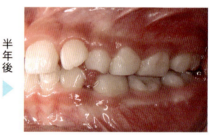
6番は挺出して接触が得られた．また前合わせトレーニングも併用し，Ⅱ級傾向の咬合も改善している

症例❷

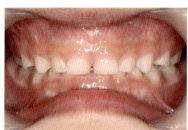
6歳2カ月，男児．乳歯列過蓋咬合

7歳3カ月時，前歯部交換が始まっても過蓋咬合のままであった

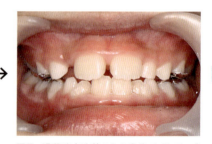
同日．過蓋咬合改善のため乳歯バイトアップ法を行った．当時はシルバーアンレーで行っているが，現在はコンポジットレジンで築盛している

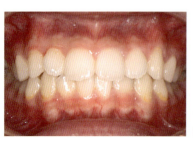
18歳7カ月時．11年後．被蓋は改善した状態で維持されている

図3-8　乳歯バイトアップ法

バイオネーター（機能的矯正装置）

「バイオネーター」は，臼歯部の交換が完了した後に，臼歯の挺出を促す目的で使用する装置です．バイオネーターを用いる際は，構成咬合をとり前方に下顎を誘導するため，下顎枝の成長も期待できます．同時に，バイオネーターのラビアルボウ（唇側線）を利用して，上顎前歯歯軸の改善も行えます．

当院では装置の装着は夜間のみにしているので，日中のクレンチングのコントロールが必須です．クレンチングのコントロールができない場合はほとんど効果が出ないので，先行してクレンチング改善のための機能訓練を行い，確実に効果が得られるかを見きわめる必要があります．また，バイオネーターの術前に乳歯バイトアップ法である程度効果が出るかを確認することによって，バイオネーターの効果が確実に得られるかの指標にできます（図3-9）．

いったん咬合が挙上できたとしても，歯を支える骨や歯周組織の力を強くすることはできないため，クレンチングなどの力が許容以上に加わると，再び臼歯部の咬合高径が下がっていく可能性があります．乳歯バイトアップ法やバイオネーターはあくまで機能改善のきっかけを与える手段に過ぎず，もっとも重要なのは機能訓練を定期的に続けていくことです．

症例❶

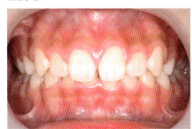 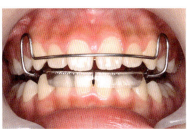 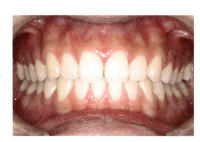

13歳8カ月．クレンチングにより前歯部交換期から臼歯部交換を経て咬合高径が下がってきており，オーバーバイトが深くなってきたため，機能訓練をするとともにバイオネーターを装着した．バイオネーターは約2年使用している

24歳4カ月時．10年が経過．若干正中のずれはあるものの，クレンチングは解消し，オーバーバイトも改善した．継続的に健診に来てもらい，意識をしつづけることで成人になっても咬合高径は保たれている

症例❷

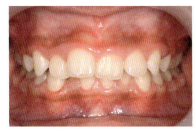 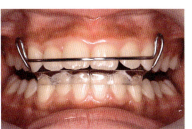 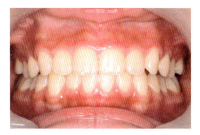

11歳10カ月．永久歯列でクレンチングによる過蓋咬合の状態であったため，前合わせトレーニングをするとともにバイオネーターを装着した．叢生がみられたので，バイオネーターの拡大ネジを使い歯列拡大している．やや左側への正中のずれがあったので，構成咬合採得時に正中を合わせて咬合採得を行い，同時に正中合わせトレーニングも行っている

15歳10カ月時．機能訓練を継続的に行うことにより咬合高径は上がり，正中のずれも改善した

図3-9 バイオネーターによる過蓋咬合の改善症例

オーバージェットも大きい場合

オーバージェットも大きい場合は，併発する咬唇癖などの口腔習癖も改善する必要があります．しかし，オーバージェットが大きいと必然的に下口唇が上顎前歯の口蓋側に入りやすくなるため，咬唇癖は改善しにくい傾向があります．悪い機能が悪い形態をつくり，その形態によって機能がさらに悪化するという流れはすでに解説しましたが，この悪循環を断ち切るには，やはり機能訓練と並行して矯正治療などで形態を改善することが必要です．たとえばオーバージェットを改善する際には，咬唇癖の改善と並行して上顎前突改善の矯正治療，さらに前合わせトレーニングによる下顎の前方誘導を行っています．

矯正装置としては，バイオネーターや拡大床に付与するラビアルボウで上顎前歯の前突を改善します．前突を口蓋側に押し込むためにはスペースが必要なので，必要に応じて歯列拡大なども行います．また同時に，下顎前歯の舌側傾斜に対しても前方拡大を行い改善しています（図3-10）．

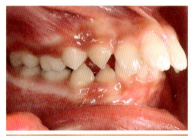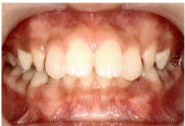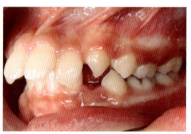

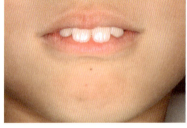

9歳8カ月，男児．上顎前突を主訴に来院した．クレンチングがあり，過蓋咬合の状態であるうえ口呼吸や咬唇癖などの口腔習癖を併発しており，オーバージェットも大きくなっている．口唇は弛緩し，オトガイ部には過緊張がみられる．また臼歯部はⅡ級の咬合関係になっている（いわゆるAngleⅡ級1類の状態）

↓ 乳歯バイトアップ法

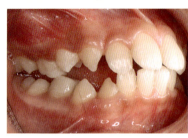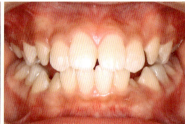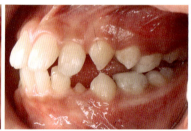

同日．乳歯バイトアップ法で改善するには本来は時期が遅く，利用できる乳臼歯はEしか残っていないが，バイオネーターでの改善が可能かを診断するために，Eのみにコンポジットレジンを築盛して咬合挙上を行った．同時に前合わせトレーニングを行い，上下の前歯をなるべく接触させ，下顎が前方に成長するよう促している

図3-10 AngleⅡ級1類の症例に対し，乳歯バイトアップ法とバイオネーターを併用した症例

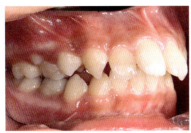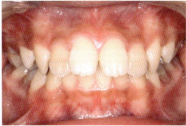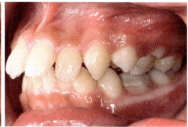

10歳2カ月時．機能訓練をしながら5番が萌出するぎりぎりまで観察したところ，挙上当時より若干咬合高径は低下したものの，6̱，6̄は挺出し，咬合高径はある程度挙上できた．この結果からクレンチングはコントロールできると判断し，バイオネーターの効果も期待できると考えた

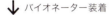
↓ バイオネーター装着

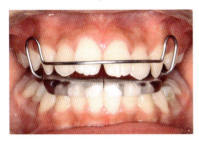

▼

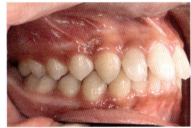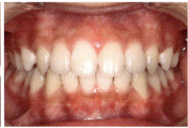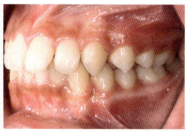

11歳8カ月時．バイオネーターを1年半使用した．オーバーバイトとオーバージェットは大幅に改善し，Ⅱ級の咬合関係も改善した．ただし今後もクレンチングのコントロールができなければ再び臼歯部の咬合高径が低下する可能性があるため，健診を重ねて見守る必要がある

図3-10　AngleⅡ級1類の症例に対し，乳歯バイトアップ法とバイオネーターを併用した症例（続き）

既製装置への期待

　最近，各社から既製の機能的矯正装置が販売されています．メーカーによって材質や細かい形状の違いはあるものの，下顎を前方位（前歯切端位）に位置づけて咬合を下前方に誘導すること，外側のシールド（リップバンパー）で口唇の力を排除すること，口唇を閉鎖することで鼻呼吸を促すこと，内面の形態で舌位を挙上させることなどが目的となっており，イメージとしては「既製品版バイオネーター（拡大機能はなし）＋リップバンパー」のような装置です．印象採得や技工作業も必要なく，既製品でコストも抑えられるため，不確実な機能訓練を補うツールとして気軽に勧められる点が良いと思い，当院でも取り入れるようにしています．

　まだ使用を始めて数年しか経っていないので，当院の取り組みとしてはこれからというところではありますが，これらの装置を併用することで機能訓練が行いやすくなり，十分に効果をあげることができた症例も経験しています（図3-11）．当院では，乳歯列期における機能訓練の導入時や，本格的な矯正治療を開始する前の術前機能訓練として，また矯正治療後

のリテーナー代わりとしても重宝しています．
　さらに，ナイトガードは歯ぎしりがある子どもには成長阻害の観点から使用できませんが，当院では子どもの歯ぎしり防止目的にもこれらの既製装置を使用しており，効果は得られています．「歯ぎしり」が主訴の子どもは同時に過蓋咬合傾向を示すことも多いため，この歯ぎしりを1つのきっかけとして既製装置を使い，過蓋咬合を改善することもあります．

症例❶（p.49 図3-1の経過症例）

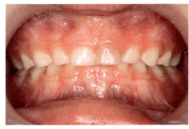 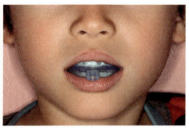 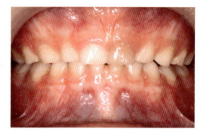

6歳3カ月，男児．クレンチング，頰杖などでオーバーバイトが深くなってきていたため，既製装置であるINFANT TRAINER（MRC）を夜間装着することにした

6歳7カ月時．下顎が自然に理想的な前方位に誘導されることと，夜間のクレンチングの除去によりオーバーバイトは改善された

症例❷

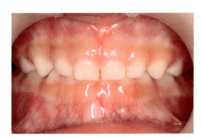 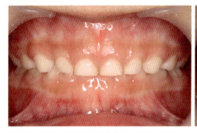

2歳8カ月，女児．クレンチングがあり，この年齢にしてすでに明らかな過蓋咬合が認められる

4歳9カ月時．臼歯部の咬合高径は下がり，さらに過蓋咬合が進んでいる．本を読む際に寝そべり，両側から頰杖をついているとのことだった．悪化傾向がみられたので，指導，機能訓練とともにT4K Trainer（MRC）を夜間に装着することにした

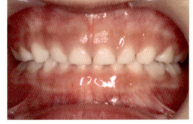 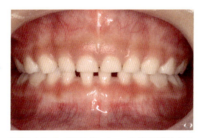

4歳10カ月時．T4K Trainerを使用しはじめて1カ月で臼歯部の咬合高径が上がり，過蓋咬合が改善している

5歳1カ月時．T4K Trainerの使用開始からわずか3カ月でかなり咬合は上がってきている．生活指導と機能訓練がうまくいけば，既製装置もかなりの期待がもてることを実感している

図3-11　既製装置の使用によって過蓋咬合が改善した症例

実際の症例の見方
～形態の問題と機能の問題をアイコン化して考える

　口腔習癖の症例をみる際に，歯列の「形態の問題」と，「機能の問題」，またそれ以外の問題として「その他の問題」を抽出し，解決すべき症例の問題点を列記して把握するようにしています．このとき，口腔習癖の問題は複雑でわかりにくいため，アイコン化してそれぞれの問題を切り分けて個々に対応を考えるようにしています．

　本章の過蓋咬合症例では，それぞれ以下のような問題が可能性として考えられます．

形態の問題

過蓋咬合　　オーバージェット大　　AngleⅡ級

機能の問題

   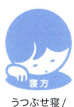

クレンチング　咬唇癖　　頬杖　　うつぶせ寝/横寝　　口呼吸　　口唇閉鎖不全　　硬食の習慣

その他の問題

鼻閉

「形態の問題」に対しては機能訓練のみで治る可能性もありますが，効率よく機能訓練を行うために矯正装置や処置を併用することがあります．「機能の問題」に対しては，それぞれに適した機能訓練をピックアップして行っています．

一対一対応ではありませんが，過蓋咬合症例の各問題点に対するおもな対応を以下に示します．

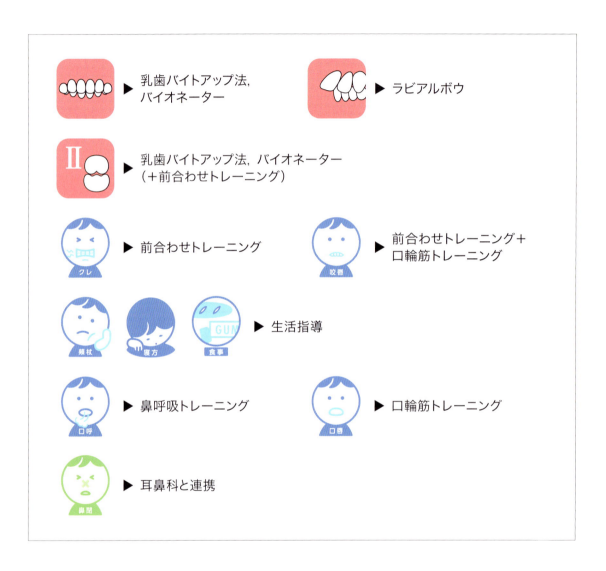

症例を分析して，以上のように問題点をアイコンで列記し，それぞれの問題に対しできることから対応するようにしています．

なお第5章にこのアイコンの使い方をまとめてあるので，くわしくはそちらをご参照ください．

拡大床と乳歯バイトアップ法を併用した症例

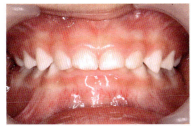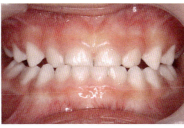

2歳8カ月，男児．クレンチングにより乳歯列の段階でオーバーバイトが大きく，過蓋咬合で臼歯部の咬合高径も低い．乳前歯切端をすり合わせる前咬みの習癖がある

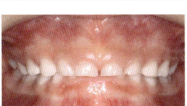

6歳4カ月時．前咬みの習癖により乳前歯切端が激しくすり減り，短くなっている．グラインディングもあり，オーバーバイトはさらに大きくなっている

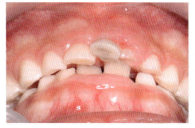

6歳11カ月時．上顎前歯の交換期に入ったが，下顎前歯が上顎歯肉に咬み込んでいる

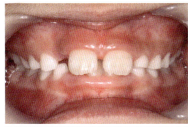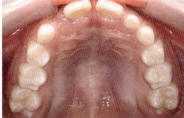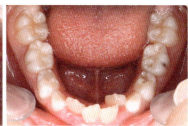
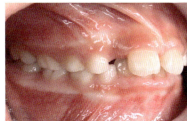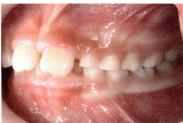

7歳11カ月時．永久歯への交換が進んでも，過蓋咬合は自然には解消しない．下顎4前歯が舌側に傾斜し，叢生になっている．ここで叢生改善の希望もあり，矯正装置を併用しながら機能訓練に本格的に取り組むことになった

問題点をアイコンにして列記すると……

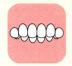

ピックアップしたそれぞれの問題への対応を考えると……

  ▶ 上顎：ラビアルボウ付き拡大床，下顎：前方拡大ワイヤー付き拡大床

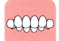 ▶ 乳歯バイトアップ法　　 ▶ 前合わせトレ

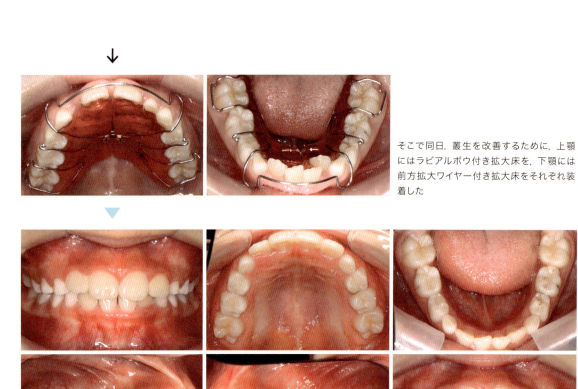

そこで同日，叢生を改善するために，上顎にはラビアルボウ付き拡大床を，下顎には前方拡大ワイヤー付き拡大床をそれぞれ装着した

8歳11カ月時．目標となる前歯部交換期の間に歯列拡大を終了させ，叢生は改善した

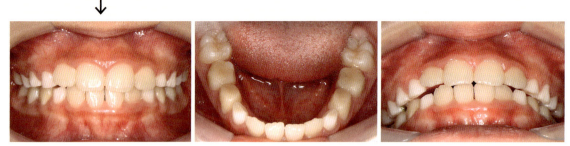

上写真と同日．乳歯バイトアップ法にて咬合挙上するとともに，前合わせトレーニングを中心とした機能訓練を徹底して行う

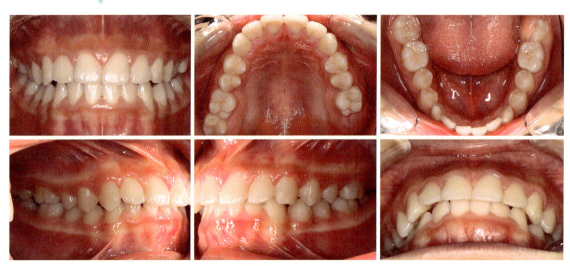

12歳7カ月時．叢生は改善し，臼歯の咬合高径は確保され過蓋咬合は改善傾向にある．臼歯部の咬合関係もⅠ級に近くなった．今後も保定しながら機能訓練を続け，歯列の安定を目指している

第4章

正中のずれ
を引き起こす口腔習癖

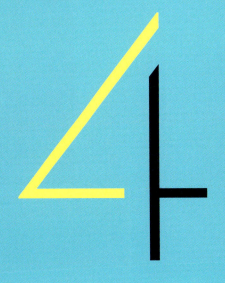

正中のずれ

　「正中のずれ」は，上顎前歯と下顎前歯の正中が左右どちらかにずれている状態を示しています．「正中のずれ」が生じる状況は2つのパターンがあり，「顎骨に対して歯の位置がずれているのか？」「上顎に対して下顎の顎骨の位置関係がずれているのか？」で，原因も対処法も大きく異なります．「歯の位置ずれ」は歯の萌出の問題などが原因で口腔習癖は関係がありませんが，「顎骨の位置関係のずれ」は偏咀嚼などの口腔習癖が原因となっており，鑑別が必要です．

　2017年に当院に初診で来院した1～12歳の小児患者156人のうち，確認できただけでも63人に正中のずれを疑う所見がありました．頻度としては，初診の40％以上となります．小児期から健診などでずれの兆候を早期発見し，正中のずれを悪化させないよう，生活習慣改善の指導をしておくことが重要と考えています．たとえば食べ方，寝方などの影響が現れやすいので，食事の席や寝る場所をときどき交換するなど簡単にできることから指導していきます．

　本章では「歯の位置ずれ」が原因である「正中のずれ」との鑑別診断と，「顎骨の位置関係のずれ」の原因となる口腔習癖について解説します．

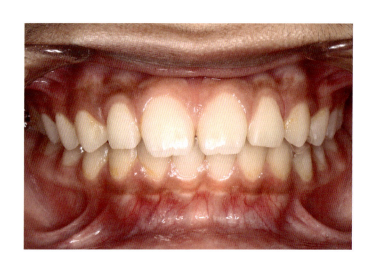

正中のずれの2つのパターン

「正中のずれ」は，上下顎前歯の正中を見比べることで判断されますが，「顎骨に対して歯の位置がずれているのか」「上顎に対して下顎の顎骨の位置関係がずれているのか」によって，原因も対処法も大きく異なります．このどちらのずれかによって治療の目標が変わるので，正中のずれの原因を精査する必要があります．

"歯の位置ずれ"による正中のずれ

口腔周囲には，身体の正中にあたる部位に明確なランドマーク（目印）が存在します．たとえば顔の正中のわかりやすいところでいえば鼻や人中など，口腔内では上唇小帯，下唇小帯，切歯乳頭，正中口蓋縫合，舌小帯，舌下小丘などがこれにあたります（図4-1）．これらのランドマークを基準にみて歯列の正中がずれている場合は，「顎骨に対して歯の位置がずれている」のであって，口腔習癖とは関係ありません（図4-2～5）．

たとえば，乳歯の片側が早期脱落した場合，歯は早期脱落でできたスペースを埋めるように正中を越えて移動してしまうため，歯列の正中がずれていきます．また萌出遅延や異所萌出，癒合歯といった「萌出の問題」が左右非対称性に起きた場合も，正中のずれが生じます．特に，歯のスペースが足りないときに脱落・萌出が左右対称に起こらないと，左右非対称に空いたスペースに歯が移動し，正中のずれが生じやすくなります．

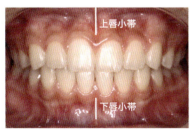 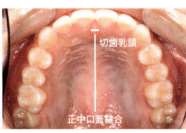 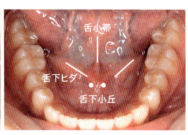

上下唇小帯が一番わかりやすい目印で，顎骨に対して歯の位置がずれているのか否かを確認する目安にできる．ランドマークのなかで切歯乳頭は上顎切歯の位置ずれに伴い正中からずれることがある．また正中口蓋縫合もそれによって彎曲するため注意が必要である

図4-1　正中のずれの目安にできる「ランドマーク」

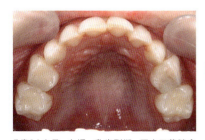 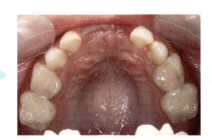 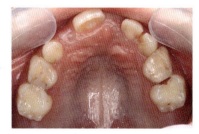

5歳11カ月，女児．乳歯列期．正中口蓋縫合はまっすぐで歯の位置に問題はない

7歳4カ月時．前歯部交換期．|1|が萌出してきた．歯のスペースは足りないが，この時点でもまだ正中口蓋縫合はまっすぐである

7歳11カ月時．|1|が萌出遅延の状態でスペースが足りないため，|1|が左側に移動してきている．これにより，切歯乳頭の位置も左側に移動し，正中口蓋縫合が左に彎曲している

図4-2　歯の位置ずれにより彎曲する正中口蓋縫合

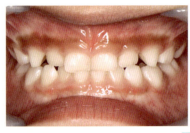 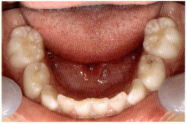

乳歯列期．上下の正中は合っており，下顎乳前歯の正中も舌下小丘や舌小帯などのランドマークからずれていない．しかし，閉鎖型歯列で将来の叢生が予想される

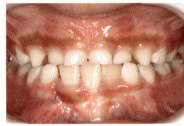 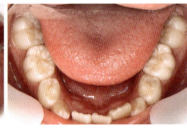

前歯部交換期．BA|AB のスペースに 1|12 が交換．上唇小帯と下唇小帯の間にずれはほとんどないが，スペースが足りないため，萌出が遅れている 2| のスペースに 1|12 が流れ込むことで歯の位置がずれている

図4-3　ランドマークから確認できる"歯の位置ずれ"
この上下正中のずれは，下唇小帯や舌下小丘などのランドマークに対してずれているので，歯の萌出の問題と考えられる

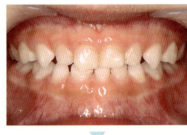 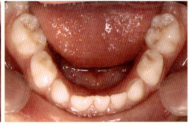

3歳9カ月，男児．乳歯列期．BA| が癒合歯のため正中は右側にずれている

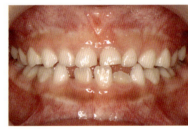 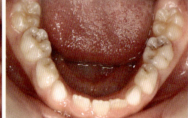 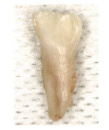

7歳0カ月時．下顎前歯交換期．癒合歯 BA| 部の後継永久歯である 2| の萌出が遅れているため，正中は右側にずれている

抜歯した癒合歯 BA|．まったく歯根は吸収していない

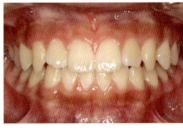 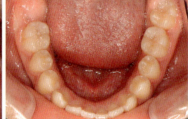

13歳0カ月時．萌出の問題によって生じた歯の位置ずれによる正中のずれであったため，スペースの問題がなければ自然に正中のずれは解消する

図4-4　癒合歯の影響で歯の位置ずれが生じた症例

しかし、いずれも歯自体の位置のずれであり、口腔習癖とは関係ありません。偏咀嚼などの力が関与していないので、歯列の歪みなどもありません。よって、顎骨に対する歯の位置ずれにより生じた正中のずれは、歯の位置が改善できれば容易に解消します（図4-4, 5）。

また、矯正治療などで歯のスペースを確保することで正中のずれが自然に改善するケースも多くあります。そのため、この「歯の位置ずれによる正中のずれ」は、次に述べる口腔習癖によるものときちんと鑑別する必要があります。

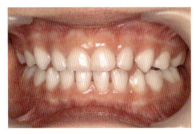
4歳8カ月、女児。乳歯列期で、正中は合っている

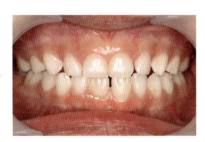
5歳10カ月時。下顎前歯の交換期だが、正中は合っている

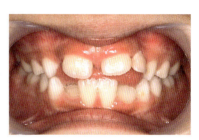
6歳7カ月時。上顎前歯の交換期に入ったが、まだ正中は合っている

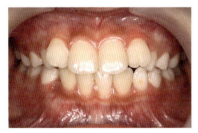
8歳1カ月時。C|が早期脱落。そのスペースを埋めるように下顎前歯が右側へ移動し、正中がずれてしまった

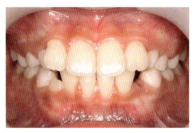
8歳11カ月時。|3が萌出し、|Cが脱落。下顎前歯は自然に左側へと移動し、上下の正中が合うようになった

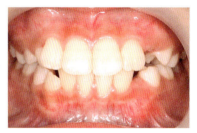
9歳2カ月時。今度は|3が萌出遅延し、そのスペースを埋めるように下顎前歯が左側に移動、正中は左側にずれた

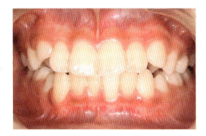
9歳11カ月時。正中は左側にずれているが、上下唇小帯のラインはそろっている。このことからも歯自体の位置がずれていることがわかる

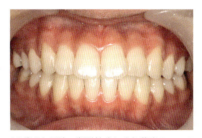
11歳4カ月時。歯列拡大により萌出スペースを確保することで、正中が合ってきた

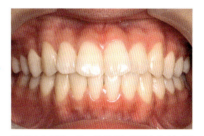
19歳1カ月時。その後約8年経過したが、正中のずれはなく安定している

図4-5　乳歯早期脱落と永久歯萌出遅延により、左右に歯の位置ずれが生じた症例

"顎骨のずれ"による正中のずれ

　上顎に対して下顎は顎関節を介して垂れ下がっているだけなので，使い方によって容易に左右にずれる可能性があります．なんらかの原因で下顎を片側にずらす習癖が始まると，その習癖がいろいろな部位に歪みやずれを引き起こし，偏咀嚼を誘導することになります．そして偏咀嚼によって咀嚼側の歯が摩耗したり，圧下されて低くなったりすると，顎は低いほうにずれるためさらに咀嚼側で咬みやすくなり，偏咀嚼が助長されるという悪循環に陥ります．下顎骨に対して下顎歯が左右対称に並んでいても，偏咀嚼によって下顎自体が咀嚼側にずれれば，上顎に対して下顎の歯はずれることになります．下顎のずれにより起こった正中のずれは，下顎の位置を改善しないと解消できません．

　見た目の改善のために下顎のずれを残したまま矯正治療を行い，歯の移動だけで解決しようとした場合，仮に上下の歯同士の正中を合わせることができたとしても，上顎に対して下顎はずれたままになってしまうので，安易に正中を合わせるためだけの矯正治療は行うべきではありません．解決するためには，偏咀嚼を改善し，下顎のずれ自体を改善する必要があります．

顎骨のずれの原因〜偏咀嚼

偏咀嚼が生じる原因

　偏咀嚼による正中のずれについては，生後間もないころから存在するさまざまな原因が考えられます（表4-1）．たとえば「乳児期に寝ながら母乳を与えるとき，つねに同じ方向から飲ませていた」といった一定の生活習慣があったり，乳前歯の萌出時の早期接触によって顎が片側に誘導されて偏咀嚼が生じていたり，「右のむし歯が痛くて左側でばかり咬んでいた」というケースであったり，原因は多岐にわたります．また，食事のときの席位置や寝方など，ありがちな"お決まりの行動"が身体の歪み，ひいては口腔習癖・偏咀嚼につながっていきます．ちなみに，日本人は箸で右から左奥に食べ物を入れるので左咬みが多く，西洋人はフォークで左から右奥に食べ物を入れるので右咬みが多いという面白いデータもあるようです．

表4-1　小児期に考えられる偏咀嚼の原因
上のほうが期間が長く根深い習慣といえる．期間が短く習慣化されていないほうが，偏咀嚼は治しやすいと考えられる

母乳の与え方：同じ方向から授乳する
乳歯萌出による早期接触
片側からの指しゃぶり
寝方：同じ方向を向いて横寝，うつぶせ寝をする
姿勢：どちらかに傾いている
ひじをつく，片側からの頬杖などの態癖
食事の仕方：どちら側から食べ物を口に入れるか（箸の習慣）
食事のときの座る位置関係：食べるときの向き，母親の位置，テレビの位置など
左右差の生じるスポーツや楽器演奏（バイオリンなど）の習慣
ショルダーバックなど鞄の背負い方：同じほうに背負っている
乳歯の早期脱落，バンドループなどの保隙装置
齲蝕などで歯が欠けることによる違和感，痛み
永久歯の萌出遅延による咬みにくさ
永久歯への交換時の早期接触

偏咀嚼の改善の難易度

偏咀嚼は,「その期間が短いほうが治りやすい」という傾向があります(表4-1).たとえば,「乳歯列期に正中のずれはなかったが,永久歯への交換時の早期接触により正中のずれが生じた」といった症例は,その期間が短く治りやすいですが,「乳歯の萌出期から正中のずれが生じていた」などの場合は期間が長く,原因も根深いため治りにくい症例が多いです.

また原因がはっきりしているほうが指導しやすく,治しやすいです.たとえば,当院のバンドループ(保隙装置)装着者をみると,24症例中すべての症例において,装着側と反対側での偏咀嚼がみられました.いずれも乳歯早期脱落に至るような病変による痛みや違和感(例:深い齲蝕による根尖性歯周炎など),バンドループ装着後の異物感による咬みにくさが原因と考えられます.このような場合,原因は明らかであるため,永久歯の萌出を待ち,咀嚼訓練を行うことで治しやすいです(図4-6).しかし実際には"習癖が習癖をよぶ"ことから習癖が複数重なっていることも多く,できる限り一つひとつの原因を把握する必要があります.

症例❶

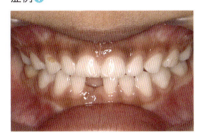 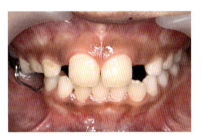 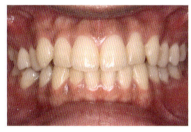

6歳2カ月,男児.永久歯への交換のため A| が脱落しているが,正中は合っている

9歳1カ月時.右側にバンドループを装着してから1年6カ月が経過.右側の違和感から左偏咀嚼が生じ,正中も大きく左側にずれている.右側で咀嚼訓練を開始した

11歳5カ月時.バンドループ除去後,咀嚼訓練が奏功し正中は合ってきた

症例❷

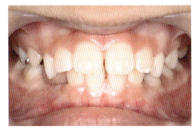 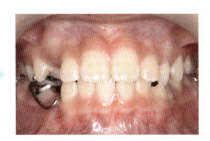 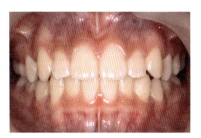

8歳4カ月,女児.前歯部交換期で,まだ正中はほぼ合っている状態

9歳2カ月時.右側にバンドループを装着後8カ月が経過.左偏咀嚼が生じ,正中も左側にずれている.右側での咀嚼訓練を開始した

10歳8カ月時.バンドループ除去後1年経過.咀嚼訓練により正中は合ってきた

図4-6 バンドループが原因の偏咀嚼
どちらの症例もバンドループを装着した右側での咬みにくさから左側での偏咀嚼が生じている

偏咀嚼の原因となる頬杖や寝方などの態癖

片側からの頬杖は、片側の顎に非常に強い力を押しつけるため、正中のずれや歯列の歪みを短期間で引き起こします。またいつも同じ方向を向いているような寝方（うつぶせ、横向き）も、顎自体を枕に押しつけたり、偏った状態での就寝中の歯ぎしりやくいしばりで片側の歯のすり減りが進んだりして、歯列は左右非対称になり歪みの原因となります。

また、バイオリンなどの楽器やスポーツによる偏った動き、その他生活習慣において顕著な左右差があると、これも歪みの原因となります。これらの「態癖」により歯列が歪むと、その影響で偏咀嚼が促されます。偏咀嚼によって咀嚼側に顎が誘導されるようになると、咀嚼側を下にして横向きに寝たほうが寝やすくなるなどさらなる態癖の悪化を招きます。姿勢が悪くなったり、いつも同じ側の肩に鞄

症例 ❶

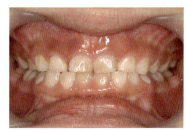
7歳1カ月、女児、乳歯列期、歪みもなく正中は合っている

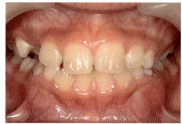
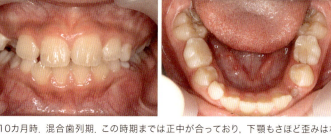
9歳10カ月時、混合歯列期、この時期までは正中が合っており、下顎もさほど歪みはなく、左右均等な歯列形態である

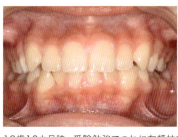
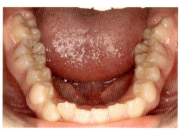
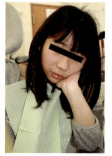
12歳10カ月時、受験勉強でつねに左頬杖をつきながら勉強していたとのことで、下顎歯列は左側から潰されたように歪み、正中も右側にずれてきている。純粋な偏咀嚼でずれがある場合は右下が舌側傾斜することが多いが、頬杖が併発するとすこし様相は異なる

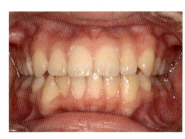
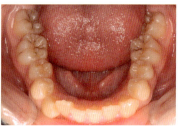
16歳10カ月時、頬杖はやめられていないとのことで、正中はさらに右側にずれてきている。頬杖側（左側）の下顎歯列が舌側傾斜しており、やはり偏咀嚼の場合と若干歪みの様相は異なる

図4-7　頬杖により正中のずれが生じた症例

をかけたりと，態癖はさまざまなところで関連し，重複して現れてくることも多くあります．そのため，問診で生活習慣を探り，問題のある生活習慣が発覚したら1つずつ指摘し，やめさせるように指導しています．

特に頬杖に関しては，それまで歪みがなく，正中も合っていて問題のなかった歯列が，頬杖の習慣が始まることで大きく乱れてしまった症例をいくつも経験しています．よくある要因の1つに，受験勉強時の頬杖があげられます．なるべく早期に発見して指導したいところですが，受験期間中は来院機会も減りがちなので，良いタイミングでの指導が難しいこともあります（図4-7）．このように，子どもたちに対する指導の際には，学校行事などに左右されることも多く，年齢や季節なども配慮する必要があります．

症例❷

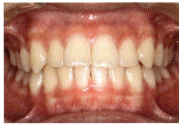
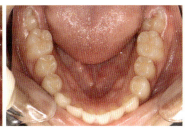

11歳6カ月，男児．当時は正中もほぼ合っており，歪みのないきれいな歯列であった

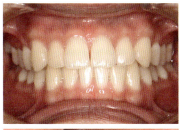
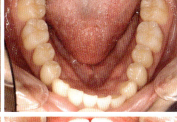
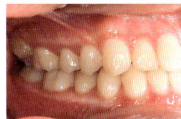
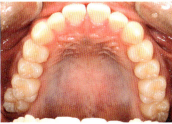
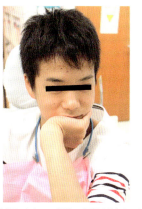

14歳0カ月時．受験が終わって久しぶりに来院したが，驚くほど歯列に歪みがみられたため，確認したところ頬杖の習慣が判明した．受験勉強中，つねに左手で右前方から頬杖をついていたとのことだった．頬杖はつき方で歯列への影響も違ってくるので，どのように頬杖をつくかを確認する必要がある．
本症例では下顎前歯を右から後方に押すような力がかかっていたため，正中は左側にずれ，下顎右前歯が舌側に入るように変形している．上顎にはあまり歪みを引き起こす力はかかっていないようだ．下顎が左側に入った影響か，7｜がシザースバイトになってしまっている

図4-7 頬杖により正中のずれが生じた症例（続き）

偏咀嚼患者の特徴

　偏咀嚼があると，力が片側に偏ってかかり，左右差が生じることで，歯の位置や歯軸，身体の正中線，筋肉などさまざまな部位に歪みやずれが現れます．口腔内，顔貌，姿勢などを観察すると明らかな特徴を示すので，以下にその特徴的な所見をあげます．

※すべての偏咀嚼患者が以下の特徴を同時に備えているわけではありません．

偏咀嚼患者の口腔内所見

1. 正中は咀嚼側にずれており，それに伴い上唇小帯，下唇小帯にもずれがみられる

　上下顎の正中のランドマークである上唇小帯と下唇小帯がずれているということが，わかりやすい下顎のずれの確認法となります．

2. 上顎歯列は正中口蓋縫合からの幅に差がみられ，咀嚼側のほうが広い

　上顎歯列は咀嚼によって力を受けるため，頰側に傾斜し，咀嚼側が拡大されます．

3. 下顎歯列は舌小帯からの幅に差がみられ，咀嚼側のほうが狭い

　下顎は咀嚼によって咀嚼側の内側に力がかかり，狭くなります．

4. 咀嚼側の下顎臼歯の歯軸は舌側傾斜している

　下顎は咀嚼側の臼歯が頰側から咬合圧を受けて圧下し，舌側傾斜します．

5. 下顎前歯の歯軸は非咀嚼側に傾斜している

　咀嚼側からかかる力と，咀嚼側臼歯部の狭窄による影響で非咀嚼側に傾斜します．

6. 非咀嚼側の上顎臼歯の歯軸は口蓋側傾斜している

　非咀嚼側臼歯の頰側咬頭が，偏位した下顎を追いかけるように挺出します．

7. 咬合平面は咀嚼側上がりに傾く

　咀嚼側の歯は圧下し，非咀嚼側の歯が挺出するため咬合平面が傾きます．

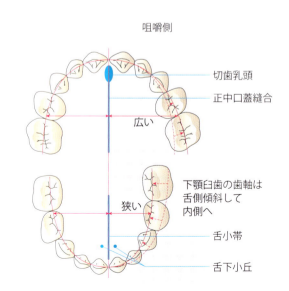

乳歯列

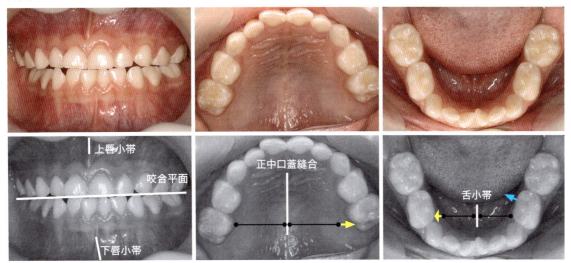

永久歯列

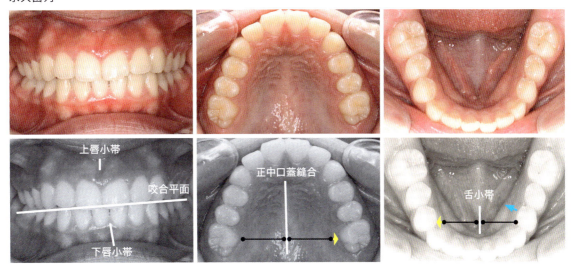

一部の偏咀嚼患者にみられる特徴

偏咀嚼の結果として，一部の症例で以下の特徴がみられます．

1. 片側が1歯対1歯になる

正中がずれることにより，主に咀嚼側が1歯対1歯になることが多くあります．

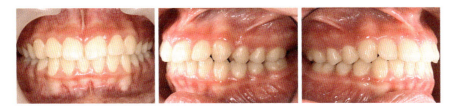

正中のずれを引き起こす口腔習癖　●　081

2. 非咀嚼側の上顎犬歯が低位になる

咀嚼側の上顎が広くなることにより相対的に非咀嚼側が狭くなるため，スペースが足りない場合，最後に萌出する犬歯が低位になりやすいです．

3. 咀嚼側の下顎犬歯が低位になる，または下顎第二大臼歯が舌側転位する

咀嚼側の下顎が狭くなることによるしわ寄せで，最後のほうに萌出する歯のスペースがなくなるために起こることがあります．

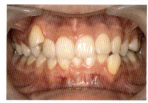
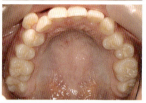
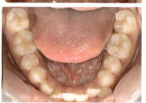

偏咀嚼患者の顔貌所見

1. 口唇は咬合平面とともに，咀嚼側上がりに傾く
2. 顎の先端（オトガイ点）は，顎位の咀嚼側への偏位とともに咀嚼側に歪む
3. 鼻翼，鼻唇溝などにも左右差が現れ，顔の正中線は咀嚼側に向かって彎曲する
4. 圧迫を受けた咀嚼側の目が細くなり，目尻が下がる

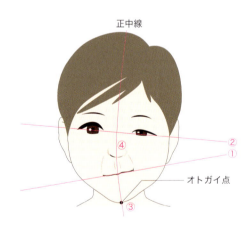

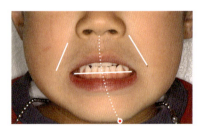

p.81，乳歯列症例

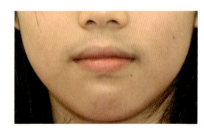

p.81，永久歯列症例

偏咀嚼患者のパノラマX線写真所見

小学校高学年以降も偏咀嚼が続くと、下顎頭の形、下顎枝の長さ（咀嚼側が短くなる）、下顎角前切痕の深さ（咀嚼側が深くなる）などに左右差が出ます。下顎の成長期まではあまり下顎骨に左右差は現れませんが、下顎成長期に偏咀嚼が続くと、骨にまで影響が及びます。そのため、男子は14歳ころ、女子は12歳ころまでに偏咀嚼を改善することを目標にしています。

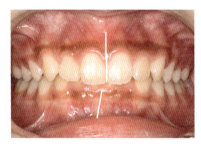

14歳、女児、正中の右ずれがあり、右偏咀嚼がある。体重39.6kgで、オクルーザルフォースメータGM10で6番付近の咬合力測定を行ったところ右64.1kgf、左44.1kgfであった。明らかに左右差がある

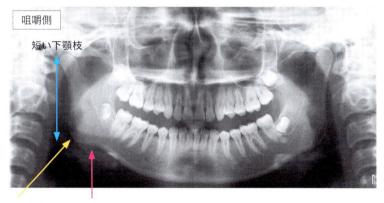

咀嚼側
短い下顎枝
張り出した下顎角
深い下顎角前切痕

偏咀嚼の検査所見

1. 咬合力測定

簡易咬合力計「オクルーザルフォースメータGM10」（モリタ）を使用し、左右6番付近の咬合力を測定すると、ほとんどの症例で咀嚼側のほうが明らかに強い値を示します。

2. ストッピング試験

舌の上に軟化させたストッピングを置いて奥歯で咬ませる試験をすると、多くは咀嚼側で咬むため、咀嚼側を把握するための簡易検査として用いています。

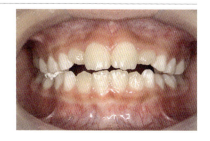

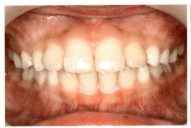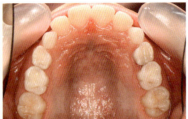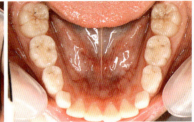

8歳3カ月,女児.左偏咀嚼があり,正中が若干左側にずれはじめているが,この時点では上下顎歯列にはさほど歪みはない.下顎前歯の歯軸はすこし右側に傾斜しはじめている

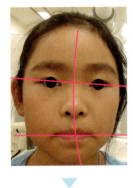

顔貌にも左偏咀嚼の傾向が現れてきている.顔の正中線は左側に向かって彎曲し,オトガイ点は左側に偏位,左側の目はやや細く,鼻翼と口唇は左側上がりに歪んでいる

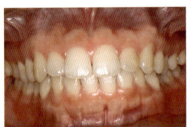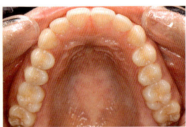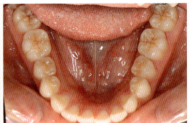

19歳9カ月時.さらに左偏咀嚼が進み,左側への上下唇小帯のずれも大きくなっている.左側の下顎臼歯が舌側傾斜し,それに合わせて下顎前歯も右側へ傾斜している.また右側の上顎臼歯は挺出し,これに伴い咬合平面は左側上がりに傾いてきている.上顎歯列の正中口蓋縫合からの幅は咀嚼側(左側)のほうが広く,下顎歯列の舌小帯からの幅は咀嚼側(左側)のほうが狭い

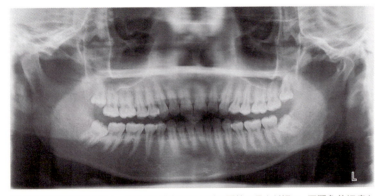

パノラマX線写真をみると,明らかに左側のほうが下顎枝の長さが短い.下顎角前切痕も左側のほうがやや深くなっている

図4-8 経過からみる正中のずれの特徴

偏咀嚼改善のための機能訓練

機能訓練に取り組む前に

　口腔内の特徴や顔貌などから偏咀嚼が疑われた場合は，まずはその原因を把握し，指導する必要があります．偏咀嚼は乳歯萌出期の段階からみられますが，本人に対する指導が難しい年齢では，親に説明をして生活習慣をコントロールしてもらうことから始めています．授乳法や寝させ方，食事の与え方などを確認して，習慣に偏りがあり左右差がはっきりしている場合は，位置変えなどをするように指導しています．また，乳歯の早期接触による片側への誘導がある場合は，可能な年齢であれば，積極的に咬合調整をしています．

　小学生くらいになると，子どもへの通常の問診のほかに偏咀嚼専用のアンケートを作成して偏咀嚼の原因を探ります．そして偏咀嚼の期間の長さを探り，難易度を把握しています．アンケートなどにより日常生活における悪習慣等の原因がはっきりわかれば比較的改善しやすいのですが，原因がわからないとなかなか改善は難しいです．

　一方で，日常生活での悪習慣を実際に解消するには，まずは患者さん本人が自分の行動や習慣を振り返り，理解し，気づくことが必要です．そのため，その子の理解力や性格にもよりますが，機能訓練を始められる対象は年齢的に7〜8歳以上と考えています．また，先述したように小学校高学年以降まで偏咀嚼が続いてしまうと，咀嚼側の下顎枝の成長が阻害され，短くなる可能性があります．そのため，遅くとも男子では14歳ころ，女子では12歳ころまでに偏咀嚼を改善することを目標にしています．

　小児の口腔習癖の改善全般にいえることですが，もう1つの難関として「モチベーション」があげられます．話は理解できても，子どもの性格により協力が得られない場合，機能訓練を行うのは難しいと判断します．また本人はもちろんのこと，小児の場合は親のモチベーションも非常に重要なウエイトを占めます．口腔習癖の改善は難しく，必ずしも成果が得られるわけではないことを理解したうえで，症例を選択する必要があります．

　機能訓練を行うなら，まずは最初からモチベーションが高い子を中心に取り組んだほうがよいでしょう．当院でも理解が得られない場合は，健診のなかで指摘，説明のみ行い，徐々に理解が得られるのを待つという対応をしています．

偏咀嚼改善のための指導と機能訓練

偏咀嚼の改善のために，以下の方法で指導，機能訓練を行っています．

1) 偏咀嚼の原因となりうる生活習慣がはっきりしている場合は，それをやめるように指導する

原因は複数ある場合が多いので，具体例をあげながら，一つひとつ探して対応します．

2) 咀嚼側に誘導されるような動きがある場合は，それを鏡や動画で認識してもらう

自分で認識することがまずは重要です．

3)「非咀嚼側で咬む」という感覚をつかむ，覚える

"非咀嚼側で咬める"という感覚自体がない子どもがいるため，まずはその感覚を教えます．

4) 下顎の開閉運動

下顎を開閉運動させてみて，開口時に正中が合うようであれば，その症例の偏咀嚼は治りやすいと判断しています．まっすぐ開閉できない場合は，まずはゆっくり，まっすぐに開閉運動ができるように練習します．

5) 顎を左右に振らせてみる

このとき明らかに左右差があり，非咀嚼側方向に顎があまり動かないことがあります．顎の動きに左右差があることを本人にも理解してもらったうえで，非咀嚼側方向にも動くように練習します．

6) ガムトレーニング

ガムトレーニングは非咀嚼側の咬合力を強化するのによいと考えています．左右でガムを咬んだときに「非咀嚼側では咬みにくい」という感覚があるのを理解してもらい，非咀嚼側のみで咬む練習をします．またガムトレーニングと併用して，咬合力測定（p.83参照）を定期的に行い，効果を数値で知らせることもモチベーションアップにつながります．ガムトレーニングは偏咀嚼改善のための機能訓練としてもっとも積極的に行っていますが，過蓋咬合を併発している場合は咬合力が上がることで悪化させることもあるので，慎重に行います．

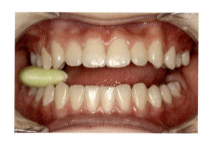

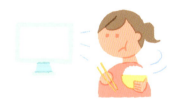

食事の位置：
いつも同じ方向（テレビや母親のほう）を向いて食べていないか（向いた方向の側では食べにくい）

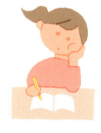

頬杖：
勉強中などに頬杖をついていないか

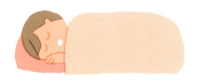

寝方：
いつも同じ方向を向いて寝ていないか

7）正中合わせトレーニング

鏡を見ながら正中を合わせる練習をします．このとき，舌の位置はスポットポジション（p.24参照）を意識し，できるようになったら鏡を見なくても正中を合わせ，安静空隙の状態を自然に保てるように練習をします．さらに家でも付せんなどをよく見る場所に貼っておき，目に入るたびに正中合わせをするような習慣を身につけさせます．

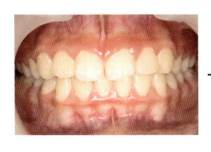
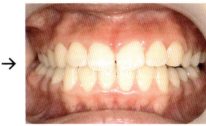

p.81「1. 片側が1歯対1歯になる」の症例

早期接触の解消

大きく開口後，ゆっくり咬み込んだときに早期接触があり，それを避けるように顎を偏位し，偏咀嚼が誘導されるような動きがある場合は，早期の解消が必要と考えています．早期接触しているのが乳歯の場合，状況が許せば削合調整をしています（図4-9）．

永久歯の場合はガムトレーニングなどで自然移動を目指すか，必要があれば矯正治療などで早期解消を目指します．

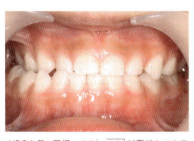
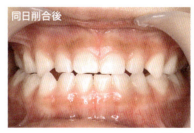
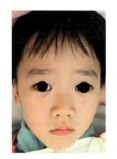

4歳3カ月，男児．|CB|，|CB|が干渉しており，下顎が右側に誘導されていた．同日，|CB|，|CB|の切端を最小限に削合し，左側へ動かしやすくした状態で左ガムトレーニングを行った

顔貌の歪みからも，下顎が右側へ偏位していることがわかる

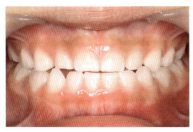
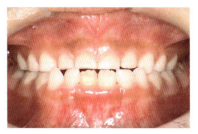
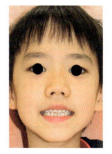

5歳6カ月時．左側での機能訓練により，正中が合った状態で臼歯部が咬み合うようになっている．さらに干渉している|B|，|C|を若干削合した

7歳0カ月時．下顎前歯部が交換しても正中は合っており，さらに臼歯部は緊密に咬み合っている

顔貌も歪みが改善した

図4-9　早期接触の改善と機能訓練によって偏咀嚼を改善した症例

片側乳歯バイトアップ法の併用

　下顎を開閉運動させてみて，開口時に正中が合うような場合（p.86参照），または偏咀嚼により顎位が咀嚼側後方に回転して押し込められているような場合は，顎をリラックスさせて，咀嚼側で低くなっている部分にロールワッテなどを咬ませるときれいに正中が合うことがあります．このような症例は，顎関節には問題がなく，早期接触など何らかの原因で偏咀嚼が誘導されているだけと考えられます．

　その場合は，偏咀嚼によって歪んだ咬合平面を改善するために，干渉部位を削合調整したうえで，少々乱暴かもしれませんがコンポジットレジンやシルバーアンレーなどを片側（咀嚼側）の乳臼歯のみに盛り足し，バイトアップを行っています．乳歯バイトアップによって歯列の左右の高さの差（形態）を人工的に解消し，その状態に慣れることで，偏咀嚼（機能）の改善を行いやすくしています．機能改善としては，ガムトレーニングなどの機能訓練を行います．いずれ生え変わる乳臼歯のみをバイトアップし，乳歯そのものを矯正装置として利用することで，第一大臼歯などの永久歯の挺出を促し，咀嚼側の咬合低下を改善します．人工的にあえて早期接触をつくり，逆に非咀嚼側での偏咀嚼を促すイメージです（図4-10）．

　一方で，機能訓練ができていないと，盛り足した乳臼歯は圧下とすり減りによりあっという間に元の位置に戻ってしまうので，事前の機能訓練と動機づけが必要です．事前の機能訓練で効果が望めると判断した場合のみ行うようにしています．

症例❶

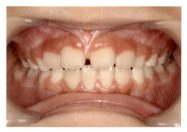

6歳7カ月，女児．左側の偏咀嚼により正中が大きく左側にずれている

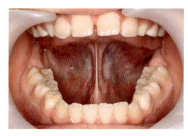

8歳3カ月時．ポッピングによる開口時に上下の正中が合うため，この症例は治せる可能性が高いと判断した

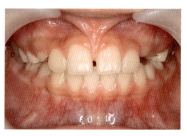

8歳9カ月時．術前に右ガムトレーニングを行い，正中のずれは若干だが改善傾向を示している

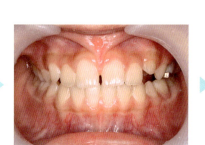

9歳2カ月時．咀嚼訓練での改善傾向を確認し，効果を確認した後に咀嚼側の|E をシルバーアンレーにて片側乳歯バイトアップ法を行った

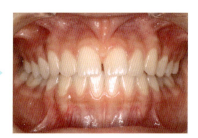

12歳1カ月時．右側での咀嚼訓練を続けている．永久歯列になり，上下唇小帯をみても正中は合ってきている

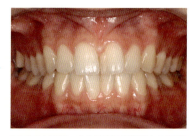

19歳3カ月時．さらに7年が経過した現在も定期健診時に機能訓練を続け，臼歯部は緊密に咬み合ってきており安定している

図4-10　片側乳歯バイトアップ法の併用によって偏咀嚼を改善した症例

症例❷

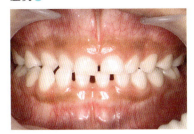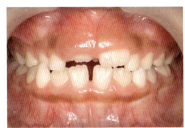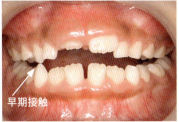

5歳10カ月, 男児. CB, CBの干渉により右偏咀嚼がみられた. 右側への正中のずれがあり, 上下唇小帯も右側にずれている

7歳3カ月時. 1年5カ月が経過. 開口時に正中が合った状態から閉口する過程で, C, C早期接触による干渉で右側に誘導され, ずれる動きがある. 開口時に正中が合うことを確認して治せる可能性が高いと判断し, 片側乳歯バイトアップ法を行うこととした

↓ 同日, 片側乳歯バイトアップ法＋削合調整

同日. 早期接触している C, Cを削合調整し, 正中が合った状態でその隙間を補うようにコンポジットレジンでFDのバイトアップを行った

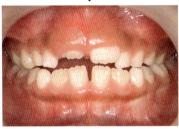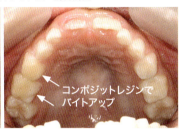

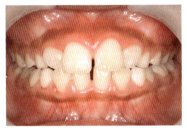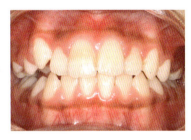

9歳3カ月時. 空いたスペースに6番などが挺出し, しっかり咬んできている. 健診のなかで左ガムトレーニングを続けている

12歳6カ月時. 矯正治療はしていないためやや叢生があるが, 右偏咀嚼は改善し, 正中が合った状態で安定している

症例❸

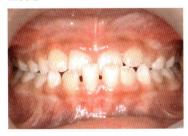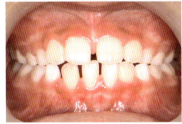

7歳11カ月, 女児. 前歯部の反対咬合による干渉で下顎が左側前方に誘導され, 左側の偏咀嚼がみられた. 干渉部位が永久歯の場合は切削は考えないので, まずは床矯正装置を用いて反対咬合を改善した

8歳5カ月時. 反対咬合は改善したが, 左側の偏咀嚼はまだ残っている. C の干渉が左側への誘導の原因になっていたので, C切端を削合, さらに下顎を右側に誘導するためCDEの頰側咬頭をコンポジットレジンにて築盛し, 正中が合う位置で咬めるようにした (右写真). この状態で右側での咀嚼訓練を始める. 早期接触による誘導がある症例は片側乳歯バイトアップ法の適応と考えている

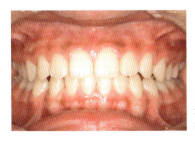

12歳7カ月時. 若干左側へのずれが残っているが, ほぼ正中が合った状態でさらに臼歯部は緊密に咬んできており, 偏咀嚼は解消してきている

図4-10 片側乳歯バイトアップ法の併用によって偏咀嚼を改善した症例 (続き)

矯正治療を併用した改善法

　矯正治療を併用すると，偏咀嚼によって歪んで変化してしまった悪い形態の歯列をよい形態に整えることで，よい機能を促しやすく，機能訓練の効果が得やすくなります．ただし機能訓練が進められないと，矯正治療を行っても術後の偏咀嚼によって悪い形態に後戻りするので，矯正治療を始める前にきちんと動機づけを行うことが必要です．

　矯正治療では，偏咀嚼以外の問題も考慮して必要な装置を使っていきますが，たとえば歯列拡大が必要な場合は，左右のバランスを別々にコントロールしやすいQuad Helix (QH)，Bi Helix (BH) を多く用いています．前述したように，偏咀嚼がある患者さんの歯

①正常咬合

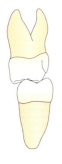

②左偏咀嚼がある場合の歯列の変化

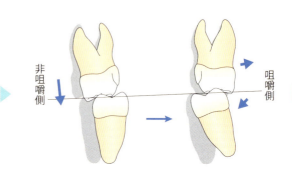

咀嚼側である左側は力がかかるので，上顎臼歯は圧下，下顎は左側に偏位し下顎臼歯は舌側傾斜する．正中が左側にずれるので，非咀嚼側である右側でも下顎は左側に移動し，非咀嚼側である右側の上顎臼歯はそれを追いかけるように口蓋側傾斜しながら挺出する

③矯正治療による歯列の改善

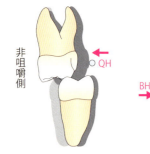

上顎はQHを使用して口蓋側傾斜した右側臼歯の歯軸の改善，下顎はBHを使用して舌側傾斜した左側臼歯の歯軸の改善を目標にする

④機能訓練による歯列の改善

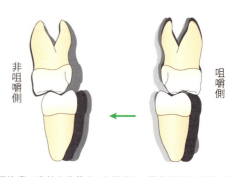

矯正治療で歯軸を改善すると同時に，機能訓練で右側でも咬むことにより，左側に偏位した顎位を右側に戻し，歯列を改善させる

図4-11　QH，BHを用いた歯列の歪み改善のメカニズム

列は上顎歯列は口蓋正中縫合からの幅が非咀嚼側のほうが狭くなり，上顎歯軸は非咀嚼側の臼歯が口蓋側傾斜します．一方，下顎歯列は舌小帯からの幅が咀嚼側のほうが狭くなり，下顎歯軸は咀嚼側の臼歯が舌側傾斜します（p.80参照）．そのため，上顎はQHで非咀嚼側に，下顎はBHで咀嚼側に，それぞれ力をかけ，幅を拡げて歯軸改善を試みます．それにより拡大の際に偏咀嚼で歪んでしまった歯列を左右対称にすることを目標にしています（図4-11, 12）．

過蓋咬合も併発している場合などでは，バイオネーターの構成咬合採得の際に，正中を合わせた切端位で採得します．拡大ネジを使用して拡大する際も，上下歯列の歪みが解消するように，拡げるべき部位だけに床を接触させるように調整しています．

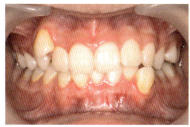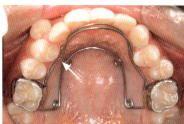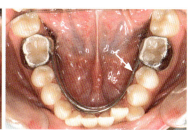

12歳11カ月，女児．左側での偏咀嚼があり，非咀嚼側上顎と咀嚼側下顎が狭いため，対角線に犬歯が低位になっているなどの偏咀嚼の特徴が口腔内に現れている．QHで上顎の非咀嚼側（右側）を，BHで下顎の咀嚼側（左側）をそれぞれ拡大して歯列を左右対称にし，叢生も改善することを目標とした

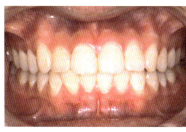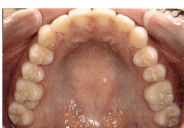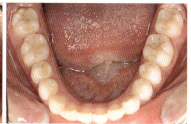

16歳6カ月時．矯正装置を1年半ほど使用した後は，保定装置を使いながらおもに右ガムトレーニングを続けている．その後，矯正装置で解消した歯列の歪みが再発しないよう咀嚼訓練を続けており，歯列は安定している

図4-12　QH，BHで左右の歪みを解消した症例

実際の症例の見方
～形態の問題と機能の問題をアイコン化して考える

　口腔習癖の症例をみる際に，歯列の「形態の問題」と，「機能の問題」，またそれ以外の問題として「その他の問題」を抽出し，解決すべき症例の問題点を列記して把握するようにしています．このとき，口腔習癖の問題は複雑でわかりにくいため，アイコン化してそれぞれの問題を切り分けて個々に対応を考えるようにしています．

　本章の正中のずれ症例では，それぞれ以下のような問題が可能性として考えられます．

形態の問題

右正中のずれ　　左正中のずれ

機能の問題

右偏咀嚼　　左偏咀嚼　　頬杖　　うつぶせ寝/横寝

その他の問題

萌出の問題　　早期接触

「形態の問題」に対しては機能訓練のみで治る可能性もありますが，効率よく機能訓練を行うために矯正装置や処置を併用することがあります．「機能の問題」に対しては，それぞれに適した機能訓練をピックアップして行っています．

一対一対応ではありませんが，正中のずれ症例の問題点に対するおもな対応を以下に示します．

 ▶ QHで左側拡大＋BHで右側拡大，右片側乳歯バイトアップ法

 ▶ QHで右側拡大＋BHで左側拡大，左片側乳歯バイトアップ法

 ▶ 左ガムトレーニング

 ▶ 右ガムトレーニング

 ▶ 生活指導

 ▶ 偏咀嚼と鑑別．開窓，牽引　歯列拡大でスペースづくり

 ▶ 削合調整，矯正移動

症例を分析して，以上のように問題点をアイコンで列記し，それぞれの問題に対しできることから対応するようにしています．

なお第5章にこのアイコンの使い方をまとめてあるので，くわしくはそちらをご参照ください．

QH，BHで歯列の歪みを改善した後，機能訓練により正中のずれを改善した症例

歯列の歪みと軽度の叢生を改善するために，QH，BHを使用しながら機能訓練を行った．矯正治療によって形態が改善されると機能訓練も進めやすくなる

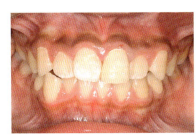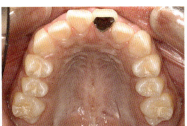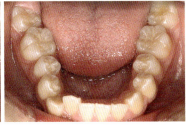

10歳7カ月，女児．軽度の叢生と右偏咀嚼による左側への正中のずれがみられた．ここで叢生改善の希望もあり，矯正装置を併用しながら機能訓練に本格的に取り組むことになった（|1 は事故による歯冠破折の既往あり）

問題点をアイコンにして列記すると……

 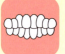

ピックアップしたそれぞれの問題への対応を考えると……

 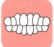 ▶ QH左拡大＋BH右拡大　 ▶ 左ガムトレ

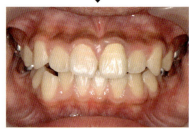 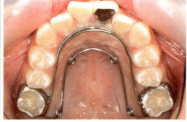 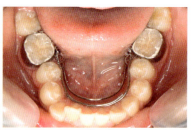

偏咀嚼で歪んだ歯列とともに軽度の叢生を改善するため，QH，BHを併用し，左ガムトレーニングを行った
（写真左，右：10歳11カ月時，写真真ん中：10歳8カ月時）

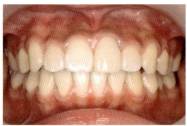 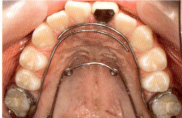 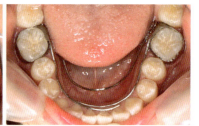

上下顎ともに約半年間のみ拡大矯正を行った．患者さんの希望もあり，矯正装置の装着は短期間にしている．下顎前歯のみメッシュ板をスーパーボンドで接着し保定を行っている．いまだ正中が右側にずれているので，左ガムトレーニングを続けている
（写真左：11歳9カ月時，真ん中：11歳3カ月時，右：11歳5カ月時）

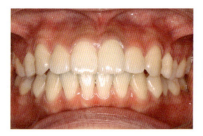 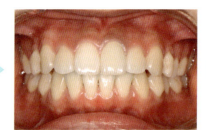 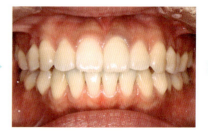

15歳11カ月時．定期健診で機能訓練を続けているが，まだ正中は右にずれている

17歳7カ月時

20歳6カ月時．定期健診で機能訓練を続け，正中は徐々に合ってきている

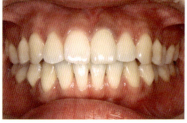 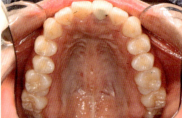 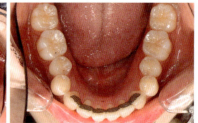

24歳3カ月時．矯正治療から13年半が経過．その後機能が安定することで，歯列はさらに安定している．下顎前歯のメッシュ板による保定も，11歳時からはずれていない

第5章

複合症例の診断

複雑な「口腔習癖」を
アイコン化して切り分けて考える

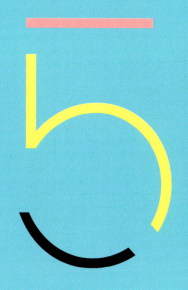

複合症例〜アイコンを使って問題点を列記する

実際の口腔習癖の症例はさまざまな様相を呈しており，歯列咬合にも多くは複数の問題が複雑に絡み合って現れます．この複雑でわかりにくい問題を解決するために，問題点を分解してとらえ，それぞれを切り分けて考えるようにしています．切り分けて考えることにより，歯列という目に見える結果（形態）が，口腔習癖という複合的な原因（機能）によってどのように変化しているのかを理解しやすくします．

そのために，まず歯列咬合の問題を列記します．これにより，目に見えるわかりやすい歯列咬合の「形態の問題」を把握します．「形態の問題」を改善することは，患者さんとの共通の診療目標や成果にもなり，実際に治せる問題なのかを考えながら診療目標を設定することが必要となります．

次に，形態の問題の原因となっている解決すべき口腔習癖として，「機能の問題」を問診なども踏まえて列記します．同時に，口腔習癖以外の「その他の問題」についても列記します．これにより，「形態の問題」を引き起こしている「機能の問題」や「その他の問題」を分解し，切り分けてとらえます．特に「機能の問題」は見た目にはわかりにくいため，診療を重ねながら，必要に応じて追加，修正を行っていきます．また"形態"が矯正治療などで仮に改善できたとしても，"機能"が改善できていないと術後に再び悪化してしまうので，「機能の問題」はきちんと把握しておく必要があります．つい「形態の問題」ばかりに意識がいきがちですが，術者側として本来治すべきは「機能

の問題」であることを忘れてはなりません．

これらの「形態の問題」と「機能の問題」，「その他の問題」を抽出して，それぞれの問題点を列記します．列記するにあたり，第2〜4章で紹介した「開咬」「過蓋咬合」「正中のずれ」のそれぞれの問題のアイコンを活用しています．問題点をわかりやすくアイコン化して，該当するアイコンを並べることで

- わかりにくい口腔習癖（機能の問題）をわかりやすく単純化できる
- 問題点を明確に認識しやすくなる
- 担当歯科医師，担当歯科衛生士，患者間で問題点を共有することができる
- 一つひとつのできることから解決することにより，口腔習癖に対して向き合いやすくなる
- 解決できない問題，解決できていない問題もわかるので，現状どのような問題が残っているのかが把握しやすい

などの利点があります．

歯列（形態）が改善してくると過去の問題の傾向がわかりにくくなってしまいますが，口腔習癖は改善後のメインテナンスにおいても，機能訓練を続けないと再発する傾向があります．しかし症例ごとに問題点をアイコン化して明記しておけば，一度改善した後に歯列がどのように乱れる可能性があるのか，リテーナーを入れる場合はどのような目的で製作するのかの参考にもなりますし，術者側がメインテナンス移行後も忘れないように問題点を継続的に認識するためにも重宝しています．

問題点を抽出するために現在使用しているアイコンのリスト

形態の問題	機能の問題		その他の問題
開咬	指しゃぶり（吸指）	クレンチング（クレ）	舌小帯強直症（舌帯）
咬合高径高い（オーバーバイト浅）	口呼吸（口呼）	咬唇癖（咬唇）	上唇小帯異常（上唇）
過蓋咬合（オーバーバイト深）	異常嚥下癖（嚥下）	硬食の習慣（食事）	鼻閉（鼻閉）
右正中のずれ	構音障害（構音）	右偏咀嚼（右偏）	先天欠如（先欠）
左正中のずれ	口唇閉鎖不全（口唇）	左偏咀嚼（左偏）	萌出の問題（萌出）
反対咬合（オーバージェットマイナス）	舌筋力弱い（舌弱）	頬杖（頬杖）	歯胚位置異常（歯胚）
オーバージェット大	舌の動き悪い/弄舌癖（舌動）	うつぶせ寝/横寝（寝方）	齲蝕（C）
狭窄歯列・叢生	咬合力弱い（咬弱）	その他機能の問題（その他）	早期接触（接触）
AngleⅡ級			その他の問題（その他）
AngleⅢ級			

歯列咬合などの「形態の問題」，口腔習癖などの「機能の問題」，それ以外の「その他の問題」のアイコンを作製し，問題点を抽出するために使用している．アイコンは，列記することで対応が変わる問題点をそれぞれ選んで作製しているつもりである．「舌癖」のような複数の問題の総称や，「低位舌」などの原因が複数にわたるものは，その後の対応が絞りきれないためあえてリストには含んでいない．また実際の臨床を想定して，今回の書籍では触れていない問題点のアイコンも含んでいる

複合症例の診断 ● 097

「形態の問題」と「機能の問題」「その他の問題」の相関関係

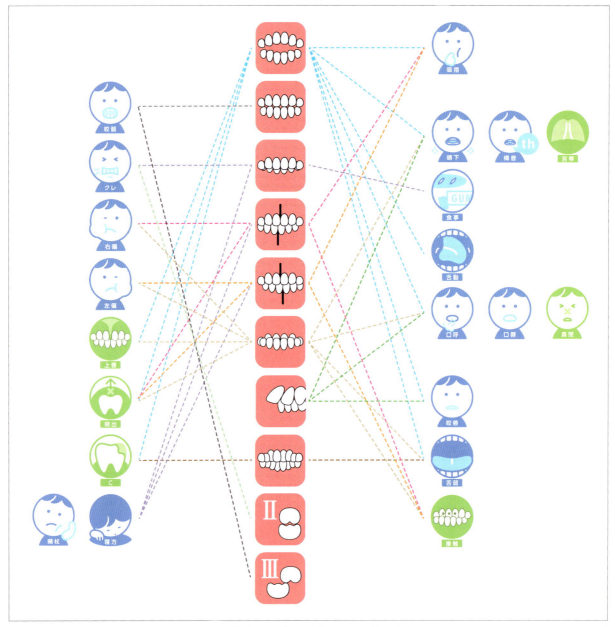

歯列咬合の問題（形態の問題）と，原因となる口腔習癖（機能の問題）・その他の問題は1対1で対応するわけではなく，複数が絡み合うことでさまざまな様相を呈する．すべてがこのとおりに相関があるわけではないが，関連しうるアイコンを点線で結んでみた．見た目にわかりやすい形態の問題から予測して，可能性がある機能の問題やその他の問題がないかを探るための参考にしてほしい

「形態」「機能」「その他」の問題への対応

　極論をいうと，「機能の問題」をすべて解決できれば，自然と形態は改善するはずです．しかし現実には形態が悪いことで機能が改善しにくいというような症例もあります．あるいは形態の自然改善には時間がかかるため，それにより口腔習癖改善のタイミングに最適な小児の成長期を逃してしまう可能性もあります．そのため，機能の改善を先行させつつ，形態の改善も歯列矯正などを併用し同時に進めることで，まず"形態"を改善し，それを機能訓練で安定させることも考えています．

歯列咬合の問題（形態の問題）

　歯列咬合の問題は「形態の問題」なので，おもに矯正装置などを使用することを検討します．矯正治療などを併用することで機能訓練しやすい環境を整えることができれば，より効率的に解決できるようになります．

　以下に，各「形態の問題」に対しておもに使う矯正装置を示します．矯正装置はあくまで代表的な選択肢を列記しただけで，他の条件により，別の装置を使用することも多くあります．

形態の問題とそれぞれへの対応

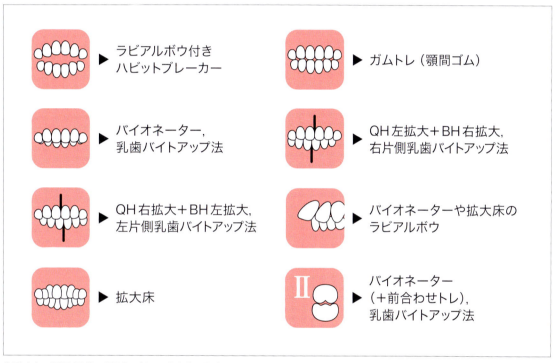

歯列咬合の問題（形態の問題）に対する代表的な対応をまとめてみた．これらはあくまで一部の選択肢だが，抽出した問題点を並べてみながら組み合わせて矯正装置を製作している

　「形態の問題」が少ない症例や，患者さんが矯正治療を望まない場合などでは，機能訓練のみのアプローチになります．また「形態の問題」が複数併存する場合は，大きな問題を優先したり，兼用できるような装置を選択したり，症例に合わせて選択します．

　「形態の問題」のなかで例外的に「咬合高径が高い」症例は，矯正治療としてブラケットに顎間ゴムを使用したり，矯正用アンカースクリューを用いた対応も考えられますが，まずは形態の改善は行わず，原因として考えられる弱い咬合力を鍛えるために，おもにガムトレーニングでの機能訓練で対応しています．

解決すべき口腔習癖（機能の問題）・その他の問題

解決すべき口腔習癖（機能の問題）やその他の問題を，症例ごとに把握する必要があります．口腔習癖は複数併存することも多いので，それぞれ列記します．口腔習癖ごとに解決法を準備しておき，それぞれ患者さんに理解してもらい，解決しやすい問題から対応していきます．

口腔習癖・その他の問題とそれぞれへの対応
機能の問題・その他の問題に対して，それぞれ代表的な対応をまとめてみた．症例をみるとき，抽出した問題点をアイコンを使って列記し，一つひとつその問題に対して個別に対応するようにしている．複雑に絡み合った問題も，列記したアイコンごとに切り分けて対応するようにすれば，目標も立てやすい

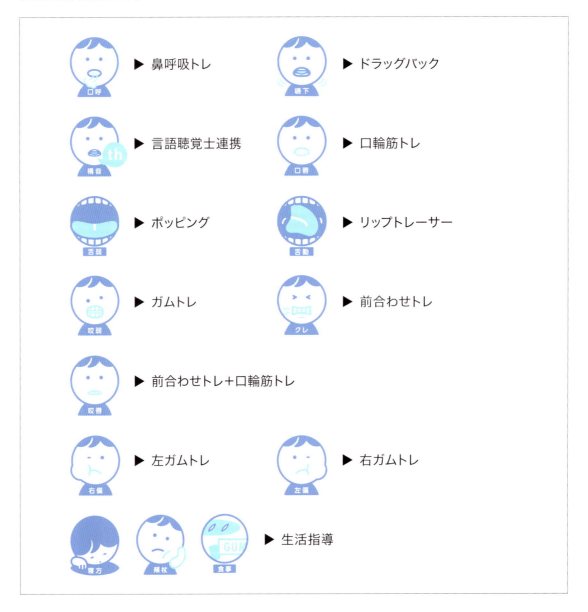

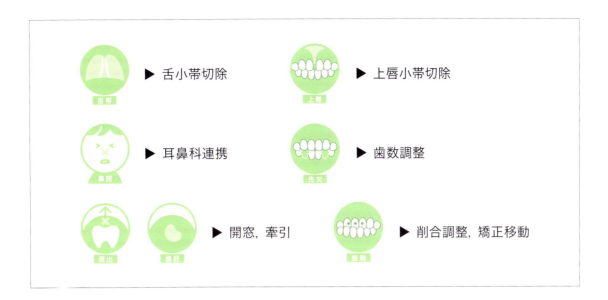

複合症例に対する実際の対応

　口腔習癖改善のための機能訓練には，担当歯科衛生士の協力が必須です．当院では症例ごとに解決すべき口腔習癖をアイコンで列記することで，問題点を抽出し，個々の問題に対応できるようにするとともに，歯科医師と歯科衛生士との間でも明確な目標を共有できるようにしています．目標がはっきりすれば，歯科衛生士にとってもやるべき機能訓練の方針が立てやすくなります．

　一方，口腔習癖は正常，異常の境界が非常にあいまいで，全部が一度ではっきりと分析できるわけではありません．最初から口腔習癖があったが当初は気づいていなかっただけということもあれば，経過のなかで後から新たな問題として生じてくることもありえます．たとえば，乳歯列期に異常嚥下癖があり，当初はすこし咬合接触が甘い程度で臨床的にはまったく問題のなかった状態でも，前歯部交換期の乳歯脱落時にできた歯の隙間に舌を突っ込む舌突出癖が生じて，経過のなかで開咬が悪化するような症例もあります．また，

当初は正中は合っていたのに，経過のなかで図らずも新たに萌出した歯の早期接触で偏咀嚼が生じてしまい，正中が合わなくなっていくこともあります．特に小児期は身体も生活も変化はダイナミックで，口腔習癖はその変化のなかで突然生じることもあります．そのため経年的に口腔内写真などの記録を採り，つねに過去と比較しながら，悪い兆候がないかを早期にみつけて対応する必要があります．

　機能訓練が奏功し，歯列（形態）が改善し問題がなくなると，口腔内をみただけでは口腔習癖の経過がわからなくなってしまいます．また経過のなかでモチベーションが維持できていないと，口腔習癖が再び現れてしまうケースも多く経験しているので，定期健診のたびに口腔習癖の経過を把握し，忘れないように指導するという意味でも，過去に列記したこのアイコンが役立ちます．

　以下にアイコンを活用しながら，実際の症例への対応をみていきましょう．

症例❶口腔習癖の経過を観察し，機能訓練の項目を変更しながら対応した症例

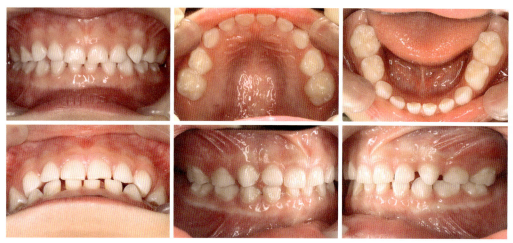

　5歳8カ月，女児，乳歯列期．正中の右ずれがあった．嚥下時に右前方に舌を突出させる異常嚥下癖があり，開咬とまではいかないが，右前方は咬合接触が甘い状態だった．当初は親への指導のみで，機能訓練は行っていなかった．

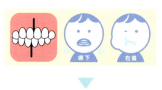

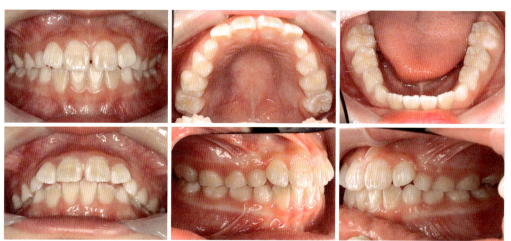

　8歳10カ月時，前歯部交換期．前歯部の交換が進んだが，右ずれはいまだ残っている．また，前歯部交換を経て異常嚥下癖が悪化し，前歯部はやや開咬の傾向が現れはじめている．ドラッグバックと左ガムトレーニングの機能訓練を始めた．

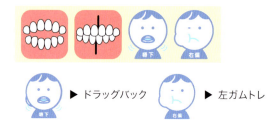

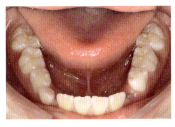

9歳7カ月時．舌小帯は「細・短・舌尖の付着位置やや悪い」状態だったので，スポットポジションの機能訓練を追加した．また舌は弛緩して舌の「筋力が弱い」状態であったので，ポッピングも行っている．

 ▶ スポットポジション ▶ ポッピング

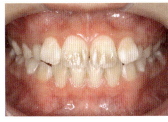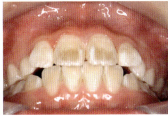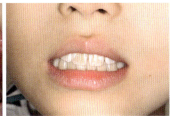

10歳4カ月時．口呼吸と口唇閉鎖不全の傾向があり，前歯部に口唇のラインにそって着色がみられたので，鼻呼吸トレーニングと口輪筋トレーニングも追加した．異常嚥下癖は少なくなってきており，咬合接触は得られ開咬は改善傾向にある．右ずれもやや小さくなってきた．

 ▶ 鼻呼吸トレ ▶ 口輪筋トレ

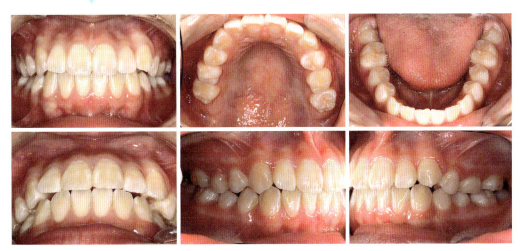

12歳0カ月時．健診を続けるなかで口腔習癖の経過を観察し，訓練項目を追加・変更しながら機能訓練を継続することで，口腔習癖は改善傾向にある．開咬は改善し，正中は合ってきており，着色もつかなくなった．理想的な歯列に導きつつある．

症例❷ 機能訓練のみで対応するも，正中のずれがやや残ってしまった症例

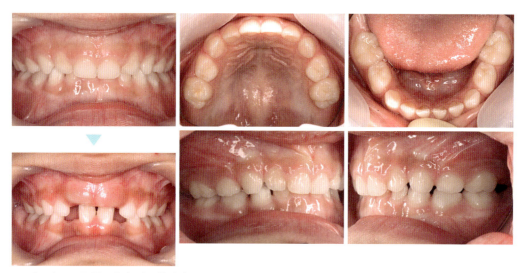

　5歳8カ月，男児．乳歯列過蓋咬合で，ターミナルプレーンは垂直型になっている．下顎乳前歯は舌側傾斜しているが空隙は十分にあるので，歯のスペースには問題がないと考えられる．

　左下の写真は7歳2カ月時．上顎前歯萌出前に，下顎前歯が上顎の口蓋側歯肉に食い込む過蓋咬合の特徴を呈している．このころから正中もやや左側にずれている．

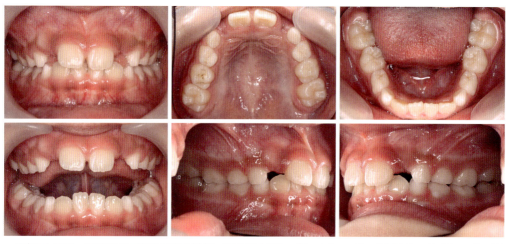

　7歳9カ月時．過蓋咬合でⅡ級の咬合関係，正中は左側にずれてきている．原因としてはクレンチング，左偏咀嚼が考えられる．また異常嚥下癖と口呼吸の口腔習癖があった．舌はポッピングによる挙上時に舌中央部が持ち上がりしっかりと舌筋に力が入っている状態で，舌小帯や舌の筋力には問題なかった．問題点を指摘し，前合わせトレーニング＋正中合わせトレーニングなどを徐々に始めている．

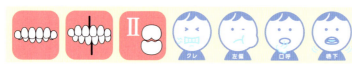

 ▶ 前合わせトレ＋正中合わせトレ

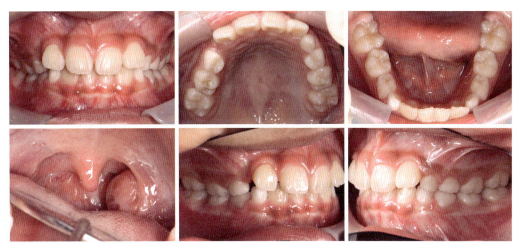

8歳6カ月時．左偏咀嚼による正中の左ずれと歯列の歪みが大きくなってきたため，本格的に機能訓練を始めることとなる．口呼吸の影響もあり，口蓋扁桃が腫脹していた．

↓

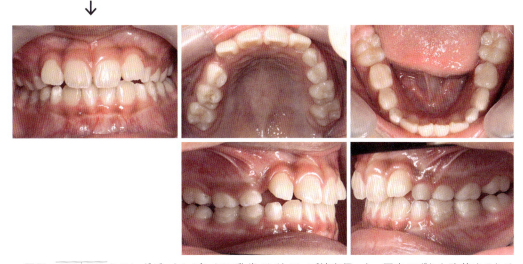

同日，$\overline{\mathrm{ED}|\mathrm{DE}}$ にコンポジットレジンにて乳歯バイトアップ法を行った．正中のずれも改善するために左側をより高くバイトアップすることも考えたが，ポッピング開口時にも左側にずれがあり，顎が早期接触などで誘導されているわけではなかったため，左右のバランスは変えずに，偏咀嚼は機能訓練のみで対応することにした．前合わせトレーニング＋正中合わせトレーニング，鼻呼吸トレーニングを中心に機能訓練をしている．

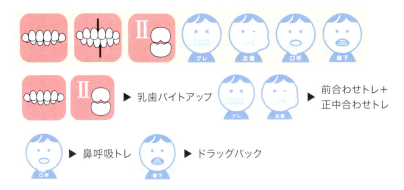

複合症例の診断 ● 105

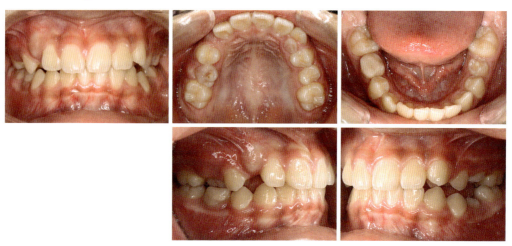

　11歳4カ月時．バイトアップした状態からはやや咬合は圧下してはいるが，術前より臼歯部の咬合高径は上がってきている．しかし左偏咀嚼はかえって進行してしまい，左ずれは当初より大きくなってきている．状態をあらためて説明して，正中合わせトレーニングと，食事時は思い出したら必ず右で咬むように指導した．

 ▶ 正中合わせトレ

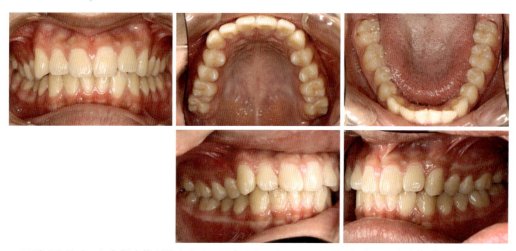

　15歳2カ月時．臼歯部交換が進むなか，正中合わせトレーニング，右咬みの食事指導を中心に機能訓練を続け，左ずれはまだ残っているが改善傾向にある．また偏咀嚼による歯列の歪みは許容範囲に収まっている．II級傾向は改善してきており，問題のない永久歯列が得られた．

　正中のずれが残るなど完璧な状態ではないが，今後も口腔習癖をチェックしながら健診を続ければ，臨床的には問題ないと考えている．機能訓練の症例は完全に解決できない症例のほうが多いくらいだが，このように改善傾向が認められれば将来に向けての悪化の予防につながるため，十分効果があったと判断してよいと思い，この症例をここであえて提示した．

症例❸ 開咬と正中のずれに対して拡大床を併用した症例

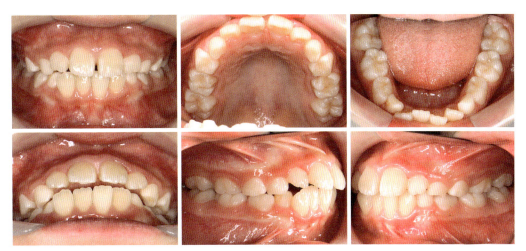

9歳0カ月，女児．叢生が主訴で来院し，開咬と正中のずれがあったため機能訓練に本格的に取り組むこととなった．「歯列（形態）の問題」と「口腔習癖（機能の問題）」をピックアップしてみると以下のようになる．

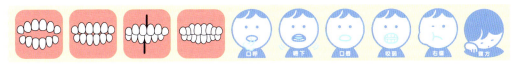

形態の問題

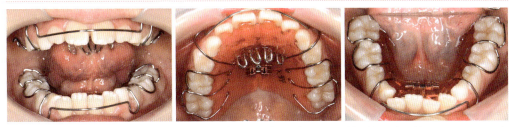

下顎の叢生と開咬を治すためにラビアルボウ・ハビットブレーカー付き拡大床を使用している．正中のずれに対しては，上顎非咀嚼側と下顎咀嚼側が拡大し左右均等になるよう，拡大床の床部分を調整することで対応している．

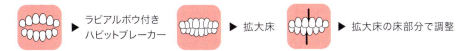

機能の問題

口呼吸があったが鼻は通ってはいるようだったので，鼻をあえて使うよう鼻呼吸トレーニングをしたところ，問題なく鼻呼吸はできるようになった．そのため次のステップとして，りっぷるとれーなー（松風）を使用して口がしっかり閉じられるように口輪筋トレーニングを行っている．

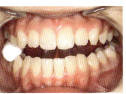

咬合高径が高く，咬合力が弱い傾向があったので，まずは左右両側でのガムトレーニングを行っている．また正中の右ずれがあり，ロールワッテ試験で舌の上にロールワッテを置いて好きなところで咬んでもらうと，右小臼歯部付近で咬むため，やはり右偏咀嚼があると判断した．正中合わせトレーニングを中心に偏咀嚼への対応をしている．両側でのガムトレーニングによりある程度咬合力がついてきたところで，右偏咀嚼の改善を目標に左ガムトレーニングに切りかえている．

さらに右側を向いて寝る横寝の習慣もあったので，上または左を向いて寝るように生活習慣の指導をしている．

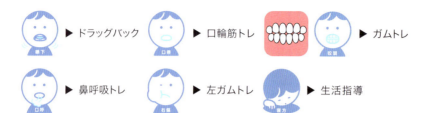

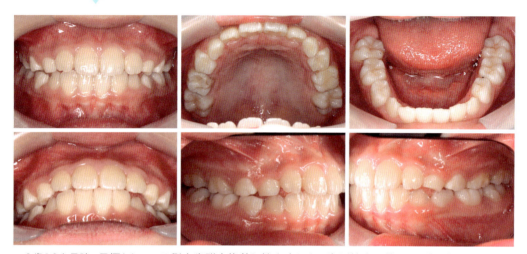

9歳10カ月時. 目標としている側方歯群交換前に拡大床による歯列拡大は終了し, 上顎拡大床をハビットブレーカー付きのリテーナーとしてそのまま使用している. いまだ異常嚥下癖は残っているが, 咬合力はガムトレーニングによってついてきており, 開咬は改善傾向にある. 正中の右ずれもまだ残っているため, ドラッグバックと左ガムトレーニングを中心に機能訓練を続けながら, 側方歯群の交換を待っている.

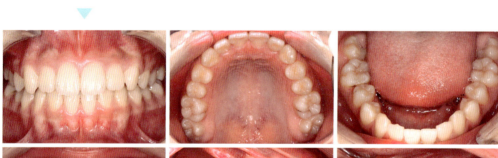

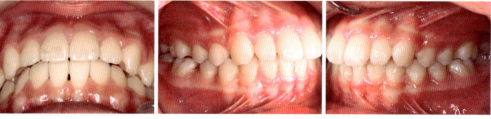

13歳0カ月時. さらに3年経過し, 小臼歯部が永久歯に交換した. 開咬はほぼ改善しており, 咬合は前歯部も含め緊密に咬んできている. 正中も合ってきており, 上下口唇小帯もずれはない. 当初問題点としてピックアップしていた項目についてはそれぞれ改善してきているが, 健診のたびにまた同じような傾向が生じていないか, 確認していく必要がある.

症例❹ 多くの形態の問題，機能の問題を抽出し，一つひとつ解決していった症例

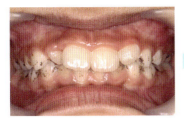
8歳10カ月，男児

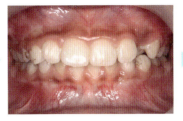
10歳6カ月時

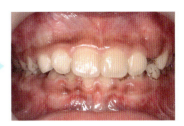
11歳1カ月時

2年3カ月の経過から問題点としては
徐々に被蓋が深くなってきている：咬合力が強く，クレンチングがあった
正中が右側にずれてきている：右偏咀嚼，左から頬杖の習癖があった
着色がつきやすい：アレルギー性鼻炎による口呼吸と，口唇閉鎖不全があった

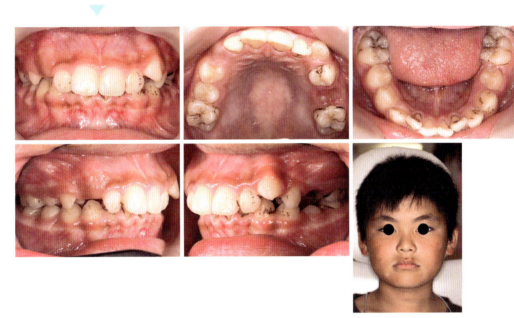

11歳10カ月時．この時点で叢生など歯列に対する訴えもあり，本格的に機能訓練に取り組むこととなった．「歯列（形態）の問題」と「口腔習癖（機能の問題）」をピックアップしてみると以下のようになる．

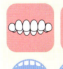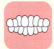

機能の問題

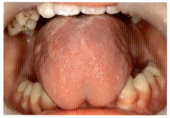 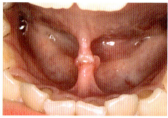 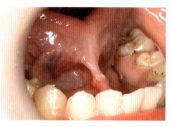

　舌は突出させるとハート型に割れることから、舌小帯強直症と考えられる。舌診断によると、舌小帯は「短・太・付着位置悪い」、舌筋力はやや弱め、舌の動きは悪く、持ち上がらない、自由に動かない状態であった。そこで親の了解を得て舌小帯切除を前提に機能訓練を始めることとし、まずは舌小帯を伸ばし、次に舌の筋力をつけるように機能訓練を行った。

　異常嚥下癖は治すのに一番時間がかかるので、ドラッグバックを中心に当初から徐々に始めた。同時に鼻呼吸トレーニングも行った。

▶ 鼻呼吸トレ＋
　MFT（スポットポジション、ドラッグバック、パタカラ、ポッピング、リップトレーサー）

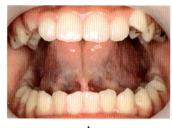 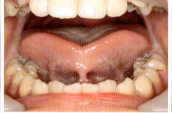 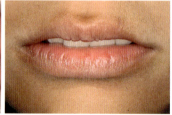

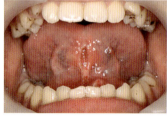 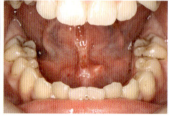

　12歳1カ月時。術後に癒着を起こさないようMFTを先行して行い、舌がある程度持ち上げられるようになったのを確認して、舌小帯切除を行った。切除当日からかなり舌は挙上できるようになったが、舌の筋肉がまだ発達していないため、ポッピングを中心にMFTを継続している。

 ▶ 舌小帯切除 ▶ ▶ ポッピング ▶ 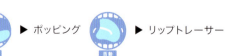 ▶ リップトレーサー

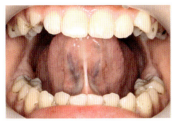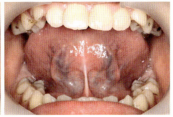

12歳3カ月時．MFTの効果があり，舌は持ち上がるようになり，舌の筋力もついてきた．舌が動くという感覚を覚えてから，リップトレーサーなどでコントロール力を身につけるようにしている．

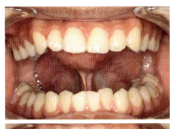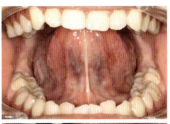
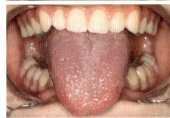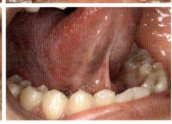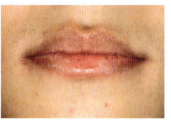

15歳9カ月時．前後の機能訓練は必須であるが，舌小帯切除の効果は絶大で，舌は持ち上がるようになり，舌に筋力もついてきた．口呼吸は解消し，口唇の筋力がついて口唇閉鎖不全も改善し，口唇は自然に閉じられるようになった．毎回のようについてきていた歯の着色もほとんどつかなくなった．

形態の問題

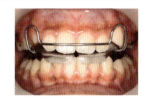

　12歳2カ月時．機能訓練と並行して，形態の改善には矯正装置を併用していく．過蓋咬合およびⅡ級の改善には，永久歯列になったところでバイオネーターを使用しはじめた．バイオネーターはクレンチングがある程度解消していないと効果が上がらないので，バイオネーターの使用前からクレンチングに対する生活習慣の指導と前合わせトレーニングを行っている．

　右ずれもみられたので，右偏咀嚼に対する生活習慣の指導，左咬みの機能訓練，正中合わせトレーニングも行っている．バイオネーター製作時の構成咬合は正中を合わせた状態で採得し，装置でも正中合わせを促している．

　叢生に対しては，バイオネーターの拡大ネジを使用して改善している．バイオネーターの拡大調整は，上顎の非咀嚼側である左側，下顎の咀嚼側である右側が拡大するように床の調整を行い，同時に右偏咀嚼による左右の歪みが改善するようにしている．

 ▶ バイオネーター

 ▶ 前合わせトレ　 ▶ 正中合わせトレ

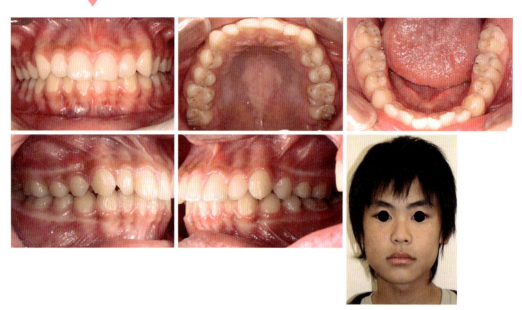

　15歳9カ月時．バイオネーターを約2年間使用し，終了してから1年後の状態．現在は4カ月おきの健診を続けながら，メインテナンスとしてプラークコントロールと同じ位置づけで機能訓練を行っている．舌小帯切除，バイオネーターによる機能矯正，各種機能訓練という最小限の介入で，形態の問題である過蓋咬合，Ⅱ級の咬合関係，正中の右ずれはほぼ改善している．叢生はやや残ってしまったが，臨床的には問題のない範囲と考えている．ブレーキー傾向があった顔貌も正常に下顔面が成長し，クレンチングは解消したと考えているが，口腔習癖は油断をすると再発する症例も多いため，健診のたびに思い出してもらう必要がある．口呼吸が改善したため着色はほとんどつかなくなったが，ブラッシングはあまり良くない．中高生のブラッシング指導にはいまだに課題が残る．また，高校生活後半，大学受験期のあたりから健診が途絶える症例も多く，今後も心配は尽きない．

第6章

機能訓練の実際

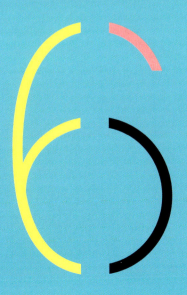

機能訓練の役割

　前述したように，機能と形態には相関関係があります．正常な機能は正常な形態をつくりますが，問題のある機能である口腔習癖は形態に悪影響を及ぼし，問題のある形態はさらなる口腔習癖の原因となるという悪循環に陥ります．そのため小児期に悪い兆候に気づき，なんとかこの悪循環を断ち切ることが，われわれの使命となります．まずは，悪い兆候を見逃さずに，子どもや親に指摘してあげることが目標です．

さまざまな口腔習癖のメカニズムを理解する

　個々の口腔習癖に関する解説は各章をご参照いただければと思いますが，機能訓練に取り組むには，それぞれの口腔習癖のメカニズムを理解しておく必要があります．習癖によってとらえ方も違いますし，対応や，治しやすさも異なります．改善の必要性や難易度を知るうえでも，口腔習癖そのものの理解が必要です．

重要なのは機能訓練，矯正装置はあくまで併用

　矯正装置を併用すると機能訓練がスムーズに行えることがあります．たとえば舌癖で開咬が生じていると，その隙間に舌を突っ込みやすいため，舌癖自体が治しにくいことがあります．問題のある形態のままだと口腔習癖は治しにくいため，機能訓練がスムーズに進みません．そこで正常な形態を先に提供してあげることで，正常な機能を獲得しやすく，悪循環を断ち切りやすくします．この「正常な形態を提供する方法」が矯正装置なのです．正常な形態を得たうえできちんと機能訓練をし，それを安定させていくというイメージです．そのため矯正装置はあくまで併用するものであって，「重要なのは機能訓練」ということになります．

　矯正装置を適切に使用することで，効率のよい機能訓練が可能となります．矯正装置ごとにどのような効果があるかを把握しておきましょう．

モチベーションの重要性

　一般歯科である当院には，最初から機能訓練を受けることを目的に来院するという患者さんはいません．日常診療のなかで口腔習癖の兆候を発見した際に，歯列への影響をみながら，まずは子どもおよび親に説明し，反応をみます．症例によっては，健診を重ねるなかで口腔内写真などを比較し，その傾向や原因，難易度などを探っていきます．そして健診

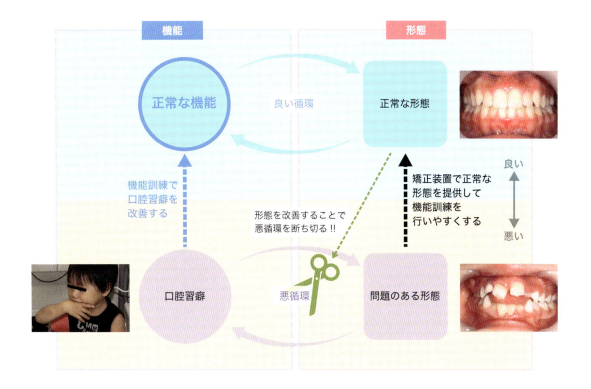

の際は毎回のように，子どもと親に口腔習癖の解説と，変化があればその状況などを説明し，子どもと親の反応を観察しながらそのモチベーションを判断します．たとえば1〜2歳のころから健診を重ね，口腔内写真などで悪化していく様子を見せて説明することはかなり説得力があります．乳児期からの健診で，ブラッシング指導などとともに口腔習癖のことをそれとなくお話ししつづけることが，一番スムーズな機能訓練の導入となります．

　何回か説明しても子どもや親のモチベーションが上がらない場合は，機能訓練を行っても効果は得られないので，踏み込むべきではないと考えています．求められていない説明を一方的に繰り返すことはお互いにとってマイナスかもしれません．この場合は短時間の注意だけにとどめて，健診を重ね，将来への布石とし，患者さんの理解が得られるのを待ちます．

　モチベーションに関しては親子両方に必要です．親が子どもを医院に連れてきてくれなければ意味がありませんし，機能訓練は自宅での親による声かけが欠かせません．もちろん，子ども自身のモチベーションがなければ機能訓練は不可能です．親だけがやる気満々……という状態が，医院にとっては一番厄介かもしれません．親に頼まれて機能訓練をしても，子ども自身にやる気がないため「うまくいかない症例」というのは，このパターンに一番多くみられます．また症例の難易度が高いと判断した場合も，その時点で撤退を考える必要があります（たとえば鼻疾患により鼻呼吸がどうしても獲得できない場合など）．

　さらに，機能訓練には適齢期があります．個々の習癖にもよりますが，小学生のうちに解決しておきたい口腔習癖がほとんどです．しかしモチベーションが得られないまま適齢期を過ぎ，中学生になってしまうこともあります．そのため年齢の制限も指摘しながら，健診のなかで説明を続けていきます．

機能訓練の実際 ● 115

機能訓練は"続ける"ことが大切〜歯科衛生士の腕のみせどころ

　親子の納得のもと，本格的に機能訓練を始めたら，術者も患者さんもお互い焦らず，気長に続けましょう．当院では，機能訓練はおもに歯科衛生士が担当していますが，患者さんが医院にいる小一時間だけ頑張っても何の意味もありません．自宅に帰っていかに続けられるかが大事です．親に声かけをしてもらったり，家の中に口腔習癖を思い出すきっかけとなる付せんを貼ってもらうなど工夫をしていきます．

　また先述のように，機能訓練を続けるためにもっとも重要なのはモチベーションを維持することです．そのため来院時は毎回楽しく機能訓練が続けられるように，雑談も含めて子どもの心に寄りそい，子どもと仲良くなることが重要です．ここも歯科衛生士の腕のみせどころといえるでしょう．担当歯科衛生士制にして，機能訓練の記録とともに雑談の内容などもカルテにメモしておき話題に困らないようにしています．また，兄弟・姉妹で同じ傾向がある場合は，いっしょに機能訓練をすることで刺激し合うようにしています．

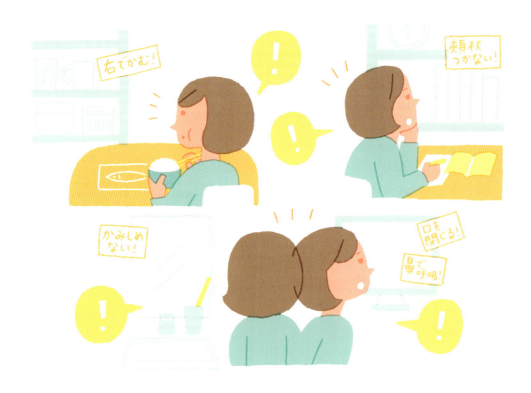

改善してもトレーニングの継続は必要

口腔習癖の原因がはっきりしている場合は，その原因への対処を行います．たとえば，歯列などの形態に問題があって口腔習癖が誘発されている場合は，形態の改善を目的に矯正治療を併用します．しかし，形態の改善が得られて見かけ上は問題が改善しても，口腔習癖は残っている可能性があります．得られたそのよい形態を守るために，さらなる機能訓練が必要です．

また通院中は気をつけているため口腔習癖が改善しても，術後通院間隔が空くと，口腔習癖が再発してしまう症例を多く経験しています．口腔習癖の素因はなかなか改善できないため，油断は禁物です．定期健診を行い，プラークコントロールと同じレベルで毎回きちんと口腔習癖をチェックし，患者さんに思い出してもらい，モチベーションを維持する必要があります．

Step 1　日常診療のなかで
口腔習癖の診断，歯列への影響を分析

Step 2　予防，声がけ，認識
まずは説明，反応をみる

Step 3　診断
症例の原因・難易度を探る

Step 4　モチベーション
子どもの反応，親の反応をみる

ここで撤退することも

Step 5　トレーニング
機能訓練を家で思い出すきっかけづくり

Step 6　原因の解決，矯正治療の併用
必要な場合は矯正治療を併用し，形態を変える

Step 7　術後トレーニング
得られたよい形態を守るために

Step 8　定期健診
癖は繰り返す，プラークコントロールと同レベルで

記録を正確に残す

　口腔習癖により，歯列・骨・軟組織などの形態は変化します．加えて子どもは成長もあり，短期間で劇的な変化があります．その変化を見逃さないようにするために，写真や動画による記録が欠かせません．そして口腔内写真は規格性がないと，変化をとらえることができません．斜めからの写真など，すこし角度が違うだけで変化がなくても変化したように見えてしまうため，規格性を意識した正確な写真撮影が必要です．また，特に舌や口唇，筋肉，軟組織などは写真のタイミングや動作により見え方が全然違ってくるため，比較が難しいです．

機能訓練にはじめて取り組む方へ

　保険に口腔機能管理加算が収載されたとはいえ，機能訓練を日常臨床のなかに取り入れるのはなかなか難しいのではないかと思います．その一番の要因は，機能訓練の効果の不確実さにあるのではないでしょうか．指導をしたからといって，効果がすぐに現れることはまずありません．さんざん時間をかけた結果，まったく効果が現れないという可能性すらあります．

　皆さんもブラッシング指導をしてみて，すべての患者さんがブラッシングをきちんとしてくれるわけではないという経験をされたことがあるでしょう．機能訓練に関しては，ブラッシング指導よりも患者さんの理解が得られにくく，訓練自体が難しいことなどから，結果を得るのはさらに難しいと考えています．

　強烈なカリスマ性で患者さんを誘導できればそれに越したことはありませんが，ごくごく平凡な私の立場であれば，まずは「成功しやすい症例を選別する目を養うこと」が機能訓練を軌道に乗せるための第一歩だと思います．症例を選び，成功症例を積み上げていくことで，指導法のテクニックを学んでいきましょう．指導の経験値が上がれば，より難しいと考えられる症例にチャレンジしてみてもよいかもしれません．

　また前述したように，"効果が不確実である"ということを前提に患者さんに向き合う必要があります．当院でも指導してみたものの，ほとんど効果もなく断念する症例も少なくありません．うまくいかない場合もあることが患者さんに伝わっていないと，患者さんとのトラブルにつながってしまう可能性もあるので，事前にきちんと認識してもらう必要があります．

　最初はとっつきにくい分野であることは間違いないのですが，理解が進むと一気にさまざまな知識が結びつき，花が開きます．効果が上がる症例は口腔内にも驚くほど変化があり，その効果を知ると機能訓練の虜になる方もいらっしゃるでしょう．しかし一方で，熱心に取り組むうちに，機能訓練ですべてを解決できるといったような錯覚に陥る方もいますので，のめり込みすぎにも注意が必要です．

　実際に取り組んでみないとわからないことも多いので，まずは仲の良い患者さんのお子さんなどから指導を始めてみてはいかがでしょうか？

子どもの年齢，季節感

　子どもを対象に機能訓練を行っていくと，一番感じるのは年齢による反応の違いです．子どもの理解能力や親子関係といった年齢ごとの特性を理解し，親への対応なども含めて対応を変える必要があります．特に機能訓練に大きく影響するのは思春期への対応です．機能訓練の適齢期と思春期は重なることが多いので，成果を出すには思春期の心情をきちんと考える必要があります．特別な指導ルームなどをもたない狭い当院では，ユニットで機能訓練を行うと恥ずかしがってやってくれない子どももいます．

　また，幼稚園や学校は行事が季節ごとにあります．入学式や運動会，受験など，行事によっては通院に影響することもあります．春先は花粉症が鼻呼吸に影響しますし，子どもは風邪やインフルエンザなどの集団流行もあるため，季節感をもった対応も必要です．

　恩師から「自分の子どもを一人育てると，臨床が変わるよ」と教えていただいたことがありますが，本当にそのとおりだと思います．子どもへの対応はなかなか奥が深いですね．

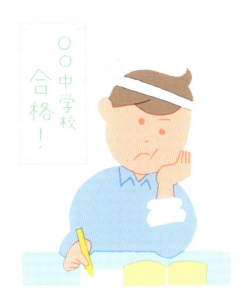
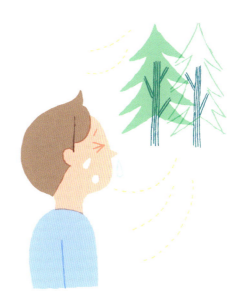

機能訓練に取り組むべきか？

本書では見てわかりやすい，説明しやすい症例を集めて載せています．しかし実際には程度もさまざまで，口腔習癖がある症例のすべてで臨床的に問題があるわけではありません．口腔習癖を治すには患者さんに負担を強いることも多いため，歯列などへの悪影響がさほど出ていない程度の口腔習癖や，一生そんなに問題が生じないような症例に対しては，あえて無理に取り組む必要はないと考えています．本来はあくまで将来的に問題になりそうな症例を扱いたいところですが，「どこまで問題視すべきか？」——その線引きは非常に難しいです．口腔習癖の改善を考える際には，症例ごとに習癖がどの程度問題になっているのかを判断し，「本当に口腔習癖を治す必要があるのか」を考えるべきです．

また前述したように口腔習癖は治せない可能性もあります．さらに口腔習癖の改善は，患者さんの深層に大きくかかわる必要が生じます．ブラッシング指導をすればすべての人が改善できるわけではないように，口腔習癖の改善にはさらに難しい壁があります．そのうえ，他疾患や解剖学的条件などにも起因し，歯科のみでの対応が難しい症例もあるのが現実です．患者さんに説明，指導し，取り組むうえでは術者こそ「つねにすべての患者さんが治るわけではない」という意識をもたなければならないでしょう．

口腔習癖の原因や状況を把握し，「治せる可能性がある症例なのか？」「患者さん自身に口腔習癖改善に取り組む意志があるのか？」，また小児患者であれば，本人の性格とともに親の真剣度も考慮する必要があります．患者さんに状態を説明しながら，その方の口腔習癖にどこまでかかわるべきかを測るようにしましょう．そして難しいと考えた場合は，“勇気ある撤退”も視野に入れるようにしましょう．

やれば必ず成果が上がるなどと，うまいことを言うつもりはありません．適当にみつけた症例で取り組んでうまくいったら，それは奇跡的な出合いとなるでしょう．

成功の確率を上げるには，うまくいかない症例も経験し，ノウハウを貯めていくしかありません．成果が上がるようになると来院層も変わり，患者さんの評判や意識も変わって，親だけでなく子ども本人もついてきて，さらに成果が上がるようになってきます．困難を乗り越えて結果を導いたときの効果は絶大です．そうして成功症例を経験すれば，あなたも機能訓練の虜になっていくでしょう．

第7章

正常な口腔機能
獲得のために

まとめにかえて

7

「異常の兆候」を見逃さない!!

これまで開咬，過蓋咬合，正中のずれなどの不正咬合を引き起こす口腔習癖についてまとめてきましたが，極論すると，歯列を乱すのは呼吸，咀嚼，嚥下，発音などの口腔機能の乱れによる舌，口唇，頬，その他口腔周囲筋の過緊張，もしくは筋の弛緩によるものといえます．筋の調和がとれていないところに，歯列の乱れが現れてくるということなので，いかに適切な機能を獲得して筋の調和をとるか，ということが最大の目標になります．

序文でも述べましたが，歯は口唇や頬，舌などの圧力のつり合いのとれたところに並ぶといわれています．歯のスペースの問題がな

く，口唇や頬，舌などの圧力のバランスに問題がなければ，本来歯列は理想的になるはずです．そのため永久歯列完成までに，なるべく早い時期から口腔習癖の兆候を把握し，最小限の介入が必要と考えています．

プラークコントロールの確立や解剖学的な問題(歯の萌出,骨,軟組織)のチェックとともに，正常な口腔機能を獲得できるように見守り，必要に応じて正常な発育の手助けをしてあげることが，小児期の歯科治療に求められています．変化に富む小児の口腔内を口腔内写真などの記録で克明に残し，定期健診などで悪い兆候を見逃さない眼を養っていきたいと思います．

スポットポジションは姿勢の良い舌位

口腔機能を考えたとき，舌は舌尖を「スポット」に置き，すこし口腔内を陰圧にして，舌全体を吸盤のように口蓋につけて維持した状態である「スポットポジション」の重要性をあらためて認識します．舌は呼吸，咀嚼，嚥下などの口腔機能の中枢で，舌位が「スポットポジション」にあると，口腔周囲筋はリラックスしてバランスがとりやすくなり，筋の緊張・弛緩・左右

差などがコントロールしやすくなります．つまり「スポットポジション」とは"舌の姿勢が良い状態"(舌位)であると考えています．そのため「スポットポジション（舌の姿勢が良い状態）」の維持は，舌癖のコントロールだけではなく，クレンチングや偏咀嚼などあらゆる口腔習癖の改善のためにも必須と感じています．

姿勢の良い舌位（＝スポットポジション）維持のために

姿勢の良い舌位を妨げる一番の要因は，口呼吸があげられます．呼吸は生きていくためにもっとも大事な機能の1つですが，鼻がうまく通らない場合，生きていくために口呼吸は避けられません．口呼吸の場合，気道の

確保のために舌は低位にならざるをえなくなり，舌の姿勢が悪い状態（＝低位舌）の状態になります．姿勢の良い舌位（＝スポットポジション）を維持するために，鼻呼吸の獲得は必須となります．

口呼吸に対しては鼻呼吸トレーニングも行いますが，鼻領域は専門外であるため，必要に応じて耳鼻科との連携が必要になります．どうしても鼻が通らない場合は機能訓練は難しく，まず「鼻疾患」を治す必要があり，「口腔習癖」には取り組むべきではないと考えています．

鼻の機能から考える口呼吸のデメリット

鼻は嗅覚の他に加湿器，エアコン，空気清浄機の役目があるといわれています．鼻を通して吸い込んだ空気に程よい温かさと湿気を与え，ほこりや細菌・ウイルスなどを取り除きます．また，上咽頭や副鼻腔などに空気を通すことで，さらなる異物の除去，脳のクールダウンの効果があるといわれており，鼻呼吸のメリットは多岐にわたります．

一方，鼻呼吸がうまくできずに口呼吸になっていると，口腔内が乾燥して，唾液の機能は阻害され，前歯の着色の原因になったり，口臭，齲蝕，将来的には歯周病のリスクになります．また口から直接，乾いて冷たい汚れた空気が入ることで，肺の機能の低下，咽頭・喉頭の炎症，口蓋扁桃肥大，咽頭扁桃（アデノイド）肥大，免疫機能の低下などをもたらします．特に咽頭扁桃（アデノイド）肥大は鼻づまりを引き起こし，さらに鼻呼吸を妨げる原因となります．

また嗅覚も，食べ物をおいしく食べる口腔機能に密接にかかわりがあります．口腔内の問題はもちろんですが，全身の視点からも鼻呼吸は小児期に獲得すべき機能と考えられます．

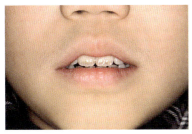

口唇閉鎖不全による着色
口呼吸だと，呼吸のために口唇を開けざるをえない習癖から口唇閉鎖不全になる．口腔内は乾燥すると口唇のラインに沿って着色がつきやすくなる

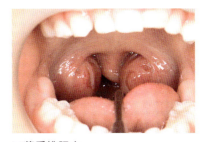

口蓋扁桃肥大
口蓋扁桃が肥大し，口蓋垂にまで達している．第3度肥大に分類され，呼吸困難，いびき，嚥下障害の原因となる

口呼吸の診査

口呼吸の診査をする際，親に「口で呼吸をしていませんか」と聞くと，多くの方は「よくわからない」と答えます．そんなときは「鼻は詰まっていませんか」「口がポカンと開いたりしていませんか」「食べるときにクチャクチャ音をたてたり，飲み込むのに時間がかかったりしていませんか」などと聞き方を変えると，答えが返ってくることが多いです．

先日，「食べるのに時間がかかる」という主訴で3歳のお子さんを連れて来院した母親が

いました．「咬む力が弱いのではないか？」と悩んでいましたが，口腔内をみると歯列は過蓋咬合ですり減りも多く，咬合力計で測定すると平均の倍以上の力で咬んでいました．他に原因を調べていくと，完全に口呼吸の状態でそれが原因で呼吸が苦しくて飲み込みが上手にできない，ということがわかりました．嚥下を円滑に行うには鼻で呼吸する必要があります．鼻の前に鏡を置いて鼻を使う練習をすると多少曇ったので，鼻は練習次第で通る可能性があると判断できました．そこで鼻呼吸用の口唇閉鎖テープを用いた鼻呼吸トレーニングをすこしずつ行ったところ，ずいぶん食べる時間が早くなったそうです．過蓋咬合で口呼吸があると，今後オーバージェットも大きくなる可能性があります．このように小さいころから口腔習癖の兆候を早期に発見して，指導および機能訓練を行うことは，不正咬合になる可能性を未然に防ぎ，健全な歯列の発育を促すために非常に重要であると考えています．

口呼吸，歯列への影響と口蓋の深さ

口呼吸であると舌は低位になります．舌の存在が歯列を拡げる作用があるので，舌が低位になり下顎につねに収まっている状態になると，本来上顎が拡がるはずが下顎が拡がり，上顎は拡がらない（＝本来より狭窄する）ことになります．また，上顎が拡がらないと，相応して口蓋は深いままになるので，その上部にある鼻腔は狭くなり，鼻呼吸を妨げる原因となります．ここでも機能が形態を悪くし，形態がまた機能を悪くするという悪循環が起こります．

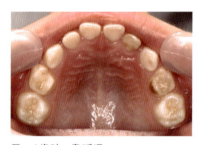 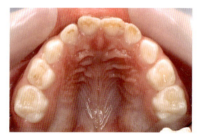

兄，4歳時．鼻呼吸　　　妹，4歳時．口呼吸

兄妹の同年齢時の口蓋写真．歯列はよく似ているが，口蓋の深さ・形が異なる．兄妹だからといって単純に比較できるわけではないが，これは鼻呼吸か口呼吸かの違いに起因する．鼻呼吸だと舌がスポットポジションに収まり，舌が口蓋と強く接することで口蓋全体を拡げるため，口蓋は浅くなり鼻腔が拡がる．逆に口呼吸だと舌は低位になるため，上顎は拡がらずに口蓋は深くなる

Hyrax（急速拡大装置）の可能性

口呼吸による低位舌で狭窄した上顎を拡げることにより，口蓋が浅くなり，鼻腔が拡がることで鼻が通りやすくなるという症例を経験しています．

最近では，鼻閉が原因の口呼吸があり，上顎歯列が極度に狭窄している患者さんに対して，Hyrax（急速拡大装置）を用いて積極的に上顎の歯列拡大を行うようにしています．

口呼吸による低位舌で舌が上顎に持ち上がらないと，上顎が拡がらず，鼻を使わないため鼻腔も拡がらないことから鼻が通りにくくなり，それがまた口呼吸の原因になる……という悪循環をどこかで断ち切らなければなりません．そのために歯科分野でできる鼻呼吸を促すための「形態の改善策」として，正中口蓋縫合を拡げる効果があるHyraxによる上顎の歯列拡大が考えられます．

現状では歯科分野で鼻領域への形態的なアプローチができる唯一の方法であると考えており，鼻閉や臼歯部が反対咬合になるような顕著な上顎劣成長がみられる場合，積極的な上顎歯列拡大にマイナス面はないように感じています．

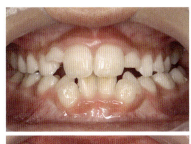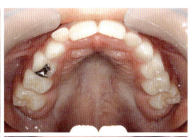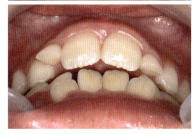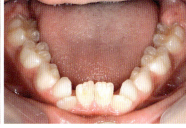

8歳7カ月，男児．上顎右側臼歯部が反対咬合になるほど上顎が狭窄しており，高口蓋で，完全に口呼吸の状態だった．前歯部は異常嚥下癖があり開咬の状態で，舌も下顎にすっぽり収まるような低位舌であった．叢生改善が主訴だったので，歯列拡大の矯正治療とともに，口腔習癖の改善を目標にした

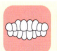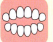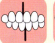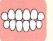

 ▶ 上顎：Hyrax，下顎：拡大床

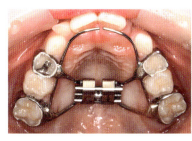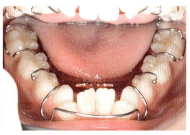

 ▶ 鼻呼吸トレ ▶ ドラッグバック ▶ ガムトレ 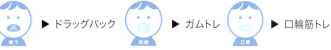 ▶ 口輪筋トレ

 ▶ 右ガムトレ

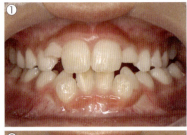 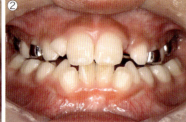
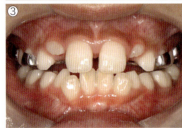 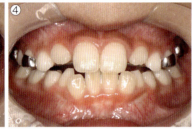

①8歳10カ月時．矯正治療，機能訓練前

②9歳3カ月時．上顎にHyraxを装着した．下顎も叢生があるので，拡大床でゆっくりと拡げている

③9歳4カ月時．上顎はHyraxで1カ月半拡大を続け，約10mm拡大した．1|1 間は拡がっており，正中口蓋縫合が拡がっているのがわかる．臼歯部の反対咬合は解消し，上顎は十分なスペースが得られたと判断し拡大を終了した

④9歳6カ月時．保定後2カ月経過し，速やかに 1|1 間が閉鎖されている

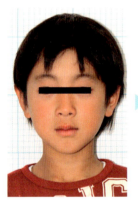 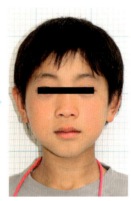

左はHyrax装着前，右は装着から4カ月後．顔貌は中顔面が拡がり，明らかに外鼻孔は拡がっている．感覚的にも鼻がかなり通るようになったとのこと

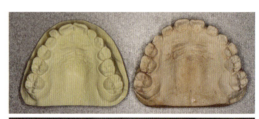
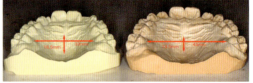

左はHyrax装着前，右は装着から4カ月後の口腔模型．模型で比較すると上顎歯列は拡大しており，口蓋の深さも明らかに浅くなり改善している

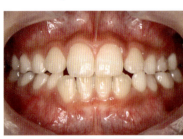 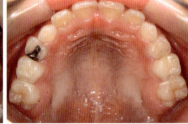
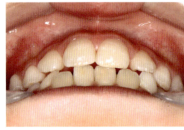 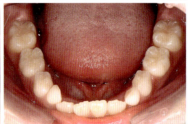

10歳8カ月時．鼻呼吸トレーニング，右ガムトレーニング，ドラッグバックを中心に機能訓練を続けている．鼻呼吸ができるようになり，異常嚥下癖もほぼ解消したため開咬は改善した．また反対咬合部の早期接触による左側への誘導が解消されたため，正中の左ずれも改善した．下顎も拡大床で拡げており，目標としている前歯部交換期でのスペース獲得はほぼできてきている

身体の姿勢

口呼吸の場合，呼吸が浅いため胸で小刻みに呼吸する胸式呼吸になりやすくなります．胸式呼吸では腹式呼吸で使う横隔膜，腹筋などを使わないため，背骨が曲がり，腹筋が緩むので，顎を突き出し前かがみになる，いわゆる猫背の状態になり姿勢が悪くなります．姿勢が悪いと，抵抗が少なく息が吸い込みやすい口呼吸を促してしまい，形態が機能を悪くする悪循環がここでも起こります．このように，実は口呼吸は舌の姿勢だけではなく身体の姿勢にも悪影響を及ぼします．

また，偏咀嚼と身体の姿勢にも相関があります．咀嚼運動は下顎が上下に動いているだけのようにみえますが，実際は咀嚼筋，頭頸部筋，舌筋，その他の口腔軟組織の協調運動です．偏咀嚼の影響で左右差がでると，周囲の筋にも歪みが生じ，その筋が付着している頸椎の歪みや鎖骨の傾き，肩の傾きをも引き起こします．口腔内の歪みは，歯列だけではなく身体の傾きも引き起こします．

このように，口腔習癖という限られた範囲の習癖でも身体全体の姿勢にも悪影響を及ぼします．機能と形態の悪循環から抜け出すためには，身体の姿勢への配慮も必要になってきます．姿勢が悪い人が良い姿勢を保つのは最初は大変ですが，意識して訓練をしていくと，子どもの場合は容易に改善できる可能性があります．身体の姿勢も舌の姿勢も，小児期に正しい知識を提供して，治しておきたいと思っています．

歯科の範囲

口腔機能全般は相互に関連があり，口腔周囲のバランスがとれていない状態＝口腔習癖になります．さらに口腔は独立しているわけではなく，身体全体につながっているため，口腔習癖は身体の姿勢など全身にも影響を及ぼします．そのため，歯科でも口腔内だけではなく，全身にも気を配り，知識を蓄え，その傾向をつかむことは重要だと考えています．

一方で身体の姿勢の話などは，やはり歯科としては専門外になります．全身とのかかわりについても述べましたが，歯科医師である私の分野はあくまで口腔内とその周辺の顎顔面領域です．診療の範囲はやみくもに広げるべきではないとも思っています．

また，いろいろなつながりを理解できるようになると，過大評価をして何でも姿勢や習癖のせいにしてしまいがちですが，歯科の範囲で何でも治せるわけではありません．責任がとれる範囲をわきまえ，他科と上手に連携をとりながら，まずは口腔内の専門家として，歯列とそれに直接影響を及ぼす口腔周囲に限定した成果を求めるべきではないかと考えています．全身の状態にも気を配りながらも，欲張らず歯科の範囲を追求していけたらと思います．

まとめ

　将来難症例になる可能性がある状態として，開咬，過蓋咬合，正中のずれなどの不正咬合をとりあげ，それを引き起こす口腔習癖についてまとめてきましたが，小児のうちに良いタイミングでわずかな手助けをしてあげれば，今後成人したときに良い経過を得られるのではないかと考えています．そのためには早期に異常の兆候に気づき，小児期に正常な機能，正常な形態に導いてあげることが，われわれの使命と考えています．「将来に向けて最高の予防処置を」というのが私の目標です．

　口腔習癖に興味をもちはじめて17年，非常に奥が深く，まだまだわかっていないことも多く，毎日が発見の連続で興味は尽きません．今後もきちんと記録を残し，口腔内を中心に観察を続け，いずれまたご報告できる機会があればと思います．

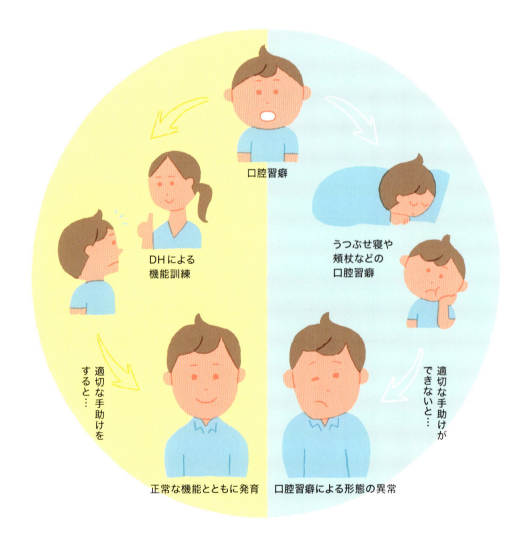

附章

口腔習癖に対するアンケート

　口腔習癖を改善するためには，その習癖の原因を探る必要があります．原因となりうる生活習慣を探るために，当院では問診に加え専用のアンケートを行っています．p.131～133に開咬（おもに舌癖），過蓋咬合（おもにクレンチング），正中のずれ（おもに偏咀嚼）それぞれに対するアンケートを掲載します．アンケートから原因を探り，原因の除去，生活習慣の改善に役立てていただけたらと思います．

歯科衛生士の機能訓練記録

　口腔習癖の機能訓練には継続的な指導が求められます．継続するためには機能訓練の内容を毎回記録に残すことが重要です．p.134，135に当院で使用している歯科衛生士の機能訓練記録を掲載します（アイコンや処置はあてはまるものに○をつけます）．行った機能訓練や処置の内容を記載するのはもちろんですが，指導の糸口をみつけるために，余白に患者さんの性格から趣味，雑談まで記載するようにしています．

....

データのダウンロードとご利用について

　下記アドレスまたはQRコードから，本章でご紹介している「アンケート」と「歯科衛生士の機能訓練記録」のテンプレートを無料でダウンロードすることができます．
https://www.ishiyaku.co.jp/ebooks/422680/

＜注意事項＞
・お客様がご負担になる通信料金について十分にご理解のうえご利用をお願いします．
・本データを無断で複製・第三者へデータを再配布することは法律により禁止されています．

＜お問い合せ先＞
https://www.ishiyaku.co.jp/ebooks/inquiry/

開咬に対するアンケート

_____ 様

回答日 　　年　　月　　日

口腔習癖〈舌癖〉のために歯並びに影響が出てしまっています．悪い習癖は生活習慣から始まることが多いです．生活習慣の傾向を，口腔習癖改善の指導の参考にさせていただきたいと思っています．
以下の質問にわかる範囲でお答えください．細かい質問が多いのでわからないこと，答えたくないことなどがございましたら，空欄でも構いません．よろしくお願いいたします．

赤ちゃんの時の授乳について 　□ 母乳　□ ミルク　□ 混合　□ 混合→母乳　□ その他（　　　　　　　）

卒乳の時期は？　_____歳 _____カ月頃　　　離乳食の開始時期は？　_____歳 _____カ月頃

指しゃぶりはいつまでしていましたか？　_____歳 _____カ月頃

指や物をしゃぶる癖はありますか？　□ つねに指や物をしゃぶる癖がある　□ 時々指や物をしゃぶる癖がある　□ 指や物はしゃぶらない

お鼻の状態はいかがですか？　□ つねに鼻は通っている　□ 時々詰まっている　□ つねに詰まっている

口で呼吸していませんか？　□ 口で呼吸している　□ 鼻で呼吸している　□ 口と鼻半々ぐらい

口がつねに開いていませんか？　□ つねに口がぽかんと開いている　□ 時々口が開いている　□ 口は普通に閉じている

唇の状態はいかがですか？　□ 唇がゆるい感じがする　□ 口元が緊張した感じがある　□ 特に問題なし

唇を咬む癖はありませんか？　□ 唇をつねに咬んでいる　□ 時々唇を咬んでいることがある　□ 唇は咬まない

唇がかわいていませんか？　□ つねに乾いている　□ ひび割れて出血する　□ 特に問題なし
　　　　　　　　　　　　　　□ 時々乾いている　□ 唇をよく舐める

アレルギー，アトピーはありますか？　□ あり　□ なし　具体的に（　　　　　　　　　　　　　　　）

しゃべり方に問題はありますか？　□ 問題なし　□ サ行が苦手　□ タ行が苦手　□ ナ行が苦手　□ ラ行が苦手

普段の姿勢はいかがですか？　□ 良い　□ 悪い　□ 普通

何か悩みや質問などがございましたらご記入ください．

サインをお願いします
_____

ご協力ありがとうございました．結果は口腔習癖の改善のためにいかしていきます．

附章 ● 131

過蓋咬合に対するアンケート

_____ 様

回答日　　年　　月　　日

過蓋咬合（咬み合わせが深くて下の前歯が見えない状態）は，咬みしめなどの口腔習癖が原因といわれています．
口腔習癖は生活習慣から始まることが多いです．生活習慣の傾向を，口腔習癖改善の指導の参考にさせていただきたいと思っています．
以下の質問にわかる範囲でお答えください．細かい質問が多いのでわからないこと，答えたくないことなどがございましたら，空欄でも構いません．よろしくお願いいたします．

硬い食べ物は好きですか？　□ 好き　□ 嫌い

ガム・グミはよく食べますか？　□ 毎日複数食べる　□ 毎日1個は食べる　□ 時々食べる　□ ほとんど食べない

ガム・グミ以外でよく食べるものは？　□ 氷　□ フランスパン　□ するめ　□ たくあん　□ せんべい　□ その他硬い食べ物（　　）

食事のとき歯の音がしますか？　□ 歯と歯がぶつかる音がいつもする　□ 時々音がする　□ 音はしない

あてはまる性格にチェックしてください　□ 真面目　□ 熱中しやすい　□ デリケート
□ おおらか　□ 落ち着かない　□ 怖がり

あてはまる趣味にチェックしてください　□ スポーツ　□ 音楽（管弦楽）　□ 料理　□ 編み物　□ その他根を詰める作業（　　）
具体的にお答えください（　　　　　　　　　　　　　）

スマホなどの携帯ゲームをしますか？　□ 一日に1時間以上している　□ 時々することがある　□ あまりしない

普段の姿勢はいかがですか？　□ 良い　□ 悪い　□ 普通

頬杖をつきますか？　□ いつもついている　□ 時々ついている　□ つかない

夜間に歯ぎしりをしていますか？　□ あり　□ なし　□ 時々

下唇を咬む癖はありますか？　□ 唇をつねに咬んでいる　□ 時々唇を咬んでいることがある　□ 唇は咬まない

現在の寝方は？　□ 右下寝　□ 左下寝　□ うつぶせ　□ あおむけ　□ 寝相が悪い

何か悩みや質問などがございましたらご記入ください．

サインをお願いします
_____

ご協力ありがとうございました．結果は口腔習癖の改善のためにいかしていきます．

正中のずれに対するアンケート

_____ 様

回答日　　年　　月　　日

正中のずれ（上下の前歯の真ん中が合わない状態）は，咬み癖などの口腔習癖が原因といわれています．
口腔習癖は生活習慣から始まることが多いです．生活習慣の傾向を，口腔習癖改善の指導の参考にさせていただきたいと思っています．
以下の質問にわかる範囲でお答えください．細かい質問が多いのでわからないこと，答えたくないことなどがございましたら，空欄でも構いません．よろしくお願いいたします．

食事のときどちらで咬んでいますか？　□ 右　□ 左　□ どちらか決まっていない　□ わからない

食事のときに向いている方向は？　□ 右向き　□ 左向き　□ どちらも

食事のときの配置を図示してください

TV

お母さんは「母」，本人は「本」と記載してください

頬杖をつきますか？　□ いつもついている　□ 時々ついている　□ つかない

いつ頬杖をついていますか？　□ 食事中　□ 勉強中　□ テレビ　□ ゲーム　□ その他（　　　　　　）

頬杖のつき方は？　□ 右頬杖　□ 左頬杖　□ 両頬杖　□ 頬骨頬杖　□ あご頬杖

利き手はどちらですか？　□ 右利き　□ 左利き

荷物を持つ手はどちらですか？　□ 右　□ 左　□ どちらか決まっていない　□ わからない

お母さんと手をつなぐときの手は？　□ 右　□ 左　□ どちらか決まっていない　□ わからない

よく持つかばんはどちらですか？　□ リュックタイプ　□ ショルダータイプ　□ その他

現在の寝方は？　□ 右下寝　□ 左下寝　□ うつぶせ　□ あおむけ　□ 寝相が悪い

何か悩みや質問などがございましたらご記入ください．

サインをお願いします
_____

ご協力ありがとうございました．結果は口腔習癖の改善のためにいかしていきます．

機能訓練記録（初回記録用）

No. _____

氏名 _____　　　　　年　　月　　日生　　担当歯科衛生士 _____

診査開始日　　年　　月　　日　　歳　　（乳歯列期・前歯部交換期・側方歯群交換期・永久歯列期）

[主訴

]

歯列の状態

原因の習癖

その他の問題

矯正装置

資料 | 口腔内写真 | 習癖写真 | 顔貌写真 | パノラマ | CT

開始日　　年　　月　　日　　歳　　（拡大床・Hyrax・QH/BH・MRC・ブラケット・その他）

[

]

2代目　　年　　月　　日　　歳

[

]

終了日　　年　　月　　日　　歳　（リテーナー種類　　　　　　　　　　　　）

[経過

]

機能訓練記録（経過記録用）

No. _____

氏名 _____ 　　　年　　　月　　　日生　　　担当歯科衛生士 _____

治療日　　　年　　　月　　　日

□ 矯正装置

□ 習癖トレ

　　ガム口蓋・鼻呼吸・スポット・ポッピング・ドラッグバック・ゼリー・リップトレーサー
　　前合わせ・正中合わせ・右ガム・左ガム・りっぷる・態癖・食事

□ 処置

　　CR ———┼——— 　近心削合 ———┼——— 　晩期Ext ———┼——— 　咬調 ———┼———

　フッ素塗布　　　　　　　　サホライド塗布

□ 資料

　　口腔内写真（撮影・なし）・習癖写真（舌・口唇・顔・小帯）・X線写真（D・P）・動画
　　咬合力測定・口唇圧測定・舌圧測定

治療日　　　年　　　月　　　日　　　　　　　　　　　担当歯科衛生士 _____

□ 矯正装置

□ 習癖トレ

　　ガム口蓋・鼻呼吸・スポット・ポッピング・ドラッグバック・ゼリー・リップトレーサー
　　前合わせ・正中合わせ・右ガム・左ガム・りっぷる・態癖・食事

□ 処置

　　CR ———┼——— 　近心削合 ———┼——— 　晩期Ext ———┼——— 　咬調 ———┼———

　フッ素塗布　　　　　　　　サホライド塗布

□ 資料

　　口腔内写真（撮影・なし）・習癖写真（舌・口唇・顔・小帯）・X線写真（D・P）・動画
　　咬合力測定・口唇圧測定・舌圧測定

治療日　　　年　　　月　　　日　　　　　　　　　　　担当歯科衛生士 _____

□ 矯正装置

□ 習癖トレ

　　ガム口蓋・鼻呼吸・スポット・ポッピング・ドラッグバック・ゼリー・リップトレーサー
　　前合わせ・正中合わせ・右ガム・左ガム・りっぷる・態癖・食事

□ 処置

　　CR ———┼——— 　近心削合 ———┼——— 　晩期Ext ———┼——— 　咬調 ———┼———

　フッ素塗布　　　　　　　　サホライド塗布

□ 資料

　　口腔内写真（撮影・なし）・習癖写真（舌・口唇・顔・小帯）・X線写真（D・P）・動画
　　咬合力測定・口唇圧測定・舌圧測定

索引

あ

アデノイド	123
AngleⅡ級	52 62 64 97
AngleⅢ級	97
安静空隙	60
異常嚥下癖	30 31 36 43 97
うつぶせ寝	49 59 76 97
MFT	25
オーバージェット	17 33 53 56 57 64
オーバーバイト	49 50 51
おしゃぶり	24 28
オトガイ点	82

か

開咬	16 17 20 97
開窓	28 29 101
過蓋咬合	17 48 97
下顎角前切痕	52 83
下顎枝	52 58 83 85
拡大床	42 69 99 107
下唇小帯	73 80
顎骨のずれ	76
ガムトレーニング（ガムトレ）	36 37 86 99 100
機能訓練	36 58 85 113
機能的矯正装置	63 65
臼歯挺出処置	62
吸唇癖	16
急速拡大装置	124
狭窄歯列	97
近心階段型	61
空隙歯列	3 4 61
クレンチング	9 59 60 97
Quad Helix（QH）	90 91 93 99
牽引	101
構音障害	31 97
口蓋扁桃肥大	5 105 123
口腔機能管理加算	6
口腔機能発達不全症	6
口腔筋機能療法	25
高口蓋	25
口呼吸	27 30 36 53 97 123
口唇閉鎖テープ	30 124
口唇閉鎖不全	32 36 97 103 109
咬唇癖	28 33 53 97
咬爪癖	24 31
口輪筋トレーニング（口輪筋トレ）	36 37 100

さ

歯間性構音	27 31
シザーズバイト	53
歯数調整	101
歯胚位置異常	97
上唇小帯	73 80
上唇小帯異常	97
上唇小帯切除	101
食事	59 76 86 97
歯列の歪み	78 90 93
垂直型	61 104
ストッピング試験	83
スポット	24
スポットポジション	36 37 60 122
生活習慣	16 58 59 76 78 86
正中合わせトレーニング（正中合わせトレ）	60 87
正中口蓋縫合	73 80 125
正中のずれ	18 72 97
生理的空隙	4
舌小帯	27 34 36 73 80
舌小帯強直症	27 97
舌小帯切除	27 40 101
舌診断	34 36
舌突出癖	28 29
舌の動き	36 97
舌の姿勢	24 25 122
舌の筋力（舌筋力）	35 36 97
舌癖	24
舌癖のタイプ	27
先天欠如	97
早期接触	76 87
早期脱落	28 29 75 76

た

ターミナルプレーン	61 104

態癖	18 76 78
短顔	51
着色	53 123
低位舌	24 27 53 54 124
ティップアンドスティック	36 37
ドラッグバック	36 37 100

な

ナイトガード	66
乳児型嚥下	27
乳歯バイトアップ法	62 64 69 99
寝方	49 58 59 76 78 86

は

バイオネーター	63 64 99
Hyrax	124
歯ぎしり	58 66 78
歯の位置ずれ	73 74
ハビットブレーカー	42 99
晩期残存	28
反対咬合	15 25 97
バンドループ	76 77
Bi Helix (BH)	90 91 93 99
鼻呼吸	123
鼻呼吸トレーニング（鼻呼吸トレ）	36 37 100
鼻疾患	28 123
鼻閉	27 30 97 124
V字型歯列	5 22 54
フルフルスポット	36 38
ブレーキーフェイシャルパターン	51
閉鎖型乳歯列	26 45
片側乳歯バイトアップ法	88 99
萌出の問題	97
頬杖	49 59 76 78 86 97
保隙装置	76 77
ポッピング	36 38 100

ま

前合わせトレーニング（前合わせトレ）	60 99 100
ミッドアンドスティック	36 37

モチベーション	85 114 117
物しゃぶり	24

や

指しゃぶり	21 28 31 76 97
横寝	76 97

ら

ラビアルボウ	42 63 99
リップトレーサー	36 38 100
リテーナー	42 66
弄舌癖	28 32 36 97
ロールワッテ試験	107

【著者略歴】

河井　聡

1997年　東京医科歯科大学歯学部卒業
1997年　須貝歯科医院（川崎市幸区）勤務
2000年　山口歯科医院（東京都西東京市）継承
2015年　河井歯科医院（東京都武蔵野市）開設
包括歯科医療研究会，臨床歯科を語る会所属

謝辞
この本を上梓するにあたり
卒直後から歯科の何たるか，特に小児の治療の素晴らしさをご教授いただいた須貝昭弘先生
歯科医師として迷い，悩んだときに歯科人生に明かりを灯していただいた鷹岡竜一先生
ときには歯科に没頭する環境を，ときには良きアイデアを与えてくれた妻である河井昌子先生
20年の付き合いになる歯科衛生士山口美子さんを中心に，当院を支えてくれた歴代のスタッフ
に心より感謝を申し上げます．
本書が，読者の皆さまが口腔習癖に取り組むきっかけになることを願います．

口腔習癖
見逃してはいけない小児期のサイン　　ISBN978-4-263-42268-7

2019年 6月10日　第1版第1刷発行
2024年10月10日　第1版第5刷発行

著　者　河　井　　　聡
発行者　白　石　泰　夫
発行所　医歯薬出版株式会社

〒113-8612 東京都文京区本駒込1-7-10
TEL. (03)5395-7638（編集）・7630（販売）
FAX. (03)5395-7639（編集）・7633（販売）
https://www.ishiyaku.co.jp/
郵便振替番号 00190-5-13816

乱丁，落丁の際はお取り替えいたします　　印刷・三報社印刷／製本・皆川製本所
© Ishiyaku Publishers. Inc., 2019. Printed in Japan

本書の複製権・翻訳権・翻案権・上映権・譲渡権・貸与権・公衆送信権（送信可能化権を含む）・口述権は，医歯薬出版（株）が保有します．
本書を無断で複製する行為（コピー，スキャン，デジタルデータ化など）は，「私的使用のための複製」などの著作権法上の限られた例外を除き禁じられています．また私的使用に該当する場合であっても，請負業者等の第三者に依頼し上記の行為を行うことは違法となります．

JCOPY ＜出版者著作権管理機構 委託出版物＞
本書をコピーやスキャン等により複製される場合は，そのつど事前に出版者著作権管理機構（電話03-5244-5088，FAX 03-5244-5089，e-mail：info@jcopy.or.jp）の許諾を得てください．